NUOVA CARTA DEGLI OPERATORI SANITARI

JN080345

生命倫理についての
新しい指針

いのちと健康に奉仕する
すべての人に向けて

教皇庁 保健医療従事者評議会
PONTIFICIO CONSIGLIO PER GLI OPERATORI SANITARI
(PER LA PASTORALE DELLA SALUTE)

日本語版監修：社会医療法人 雪の聖母会 聖マリア病院
学校法人 聖マリア学院 聖マリア学院大学

Ⓨ インターメディカ

NUOVA CARTA DEGLI OPERATORI SANITARI
PONTIFICIO CONSIGLIO PER GLI OPERATORI SANITARI
(PER LA PASTORALE DELLA SALUTE)

© Amministrazione del Patrimonio della Santa Sede Apostolica
© Dicastero per la Comunicazione- Libreria Editrice Vaticana
© First Japanese edition 2024 by Inter Medica Co., Ltd., Tokyo

本書はカトリック中央協議会の許可を得て出版されています。

Printed in Japan

はじめに

　カトリック教会は、病にある方々への奉仕が「教会の主要な使命」[1]であると常に受けとめ、「病気の人を支え助けることを、福音の宣教」[2]と結び合わせてきました。

　人類の苦しみへの広大な奉仕は、それ自体、人間個人と人間社会の善に関係するものです[3]。病者に奉仕することは、社会や組織面だけでなく、特に倫理や宗教固有の問題を含むデリケートで避けることのできない多くの問題に遭遇することになります。なぜなら、病者への奉仕は、病者に対する医療の役割や医師の使命に関する課題にも密接に関連している苦しみや病気、そして死という「人間の」根幹に関わる出来事を含んでいるからです[4]。

　このような諸問題に答えるために、教皇ヨハネ・パウロ二世は、1985年2月11日、教皇庁保健医療従事者評議会を設立しました。教皇は、信仰と希望に導かれ、保健医療の分野で生じているさまざまな課題を解決したいという望みをもっていましたし、同時に、多くのキリスト者、すなわち保健医療従事者、個人的にあるいは団体に属して奉仕する信徒、男女の奉献生活者、司祭や助祭が、自分を顧みず、病者の最も近くにいて、働き、学び、研究し、実際に、人格の尊厳といのちの尊重という福音的価値の証し人となっていることに敬意を示したかったのです。

　同評議会の初代議長を務めた故フィオレンツォ・アンジェリーニ枢機卿（Fiorenzo Angelini）もまた霊に導かれて、1994年、『保健医療従事者のための生命倫理指針』第一版を発行しました。同指針は、その後19の言語に翻訳され、ヘルスケアなどの保健医療に携わる分野で働くさまざまな専門職の初期段階での養成、およびその後の恒常的な教育養成のためのふさわしい手引き書として用いられてきました。

　1994年以降も医科学や科学分野の研究は進歩しており、さらに教皇聖ヨハネ・パウロ二世、教皇ベネディクト十六世、教皇フランシスコの教皇としての教導

1　教皇ヨハネ・パウロ二世自発教令『人の苦しみ（*Dolentium hominum*）』（1985年2月11日）1（*AAS*［＝使徒座官報］77［1985］, 457）。
2　教皇ヨハネ・パウロ二世自発教令『人の苦しみ』1。
3　教皇ヨハネ・パウロ二世自発教令『人の苦しみ』3。
4　教皇ヨハネ・パウロ二世自発教令『人の苦しみ』3。

権の諸々の発言もあり、同評議会は、指針を見直して改訂する必要があると判断しました。ただし、同指針の本来の構造、つまり保健医療に従事する者がいのちの奉仕者としての召命をいただいているという視点は堅持されています。

　ここに新たに発行される指針は、見直し作業の実りであり、先の指針で取り上げられていたテーマも、よりアクセスしやすい最新の用語で提示され、科学の進歩にともなった新しい表現に更新されています。また、引用参照されている教会文書の神学的な注記も再検討され改訂されています。

　わたしは、新しい指針が、特に人間のいのちそのものに影響を与えてしまう医科学の分野における数々の進歩に注視していること、また、保健医療に携わる専門職の行動にますます大きな影響を及ぼしている医療と法律の秩序についても取り上げていることをここで指摘しておきます。また、新しい指針の中で述べているように、ますます重要なものとなっている諸問題、たとえば、入手可能な医薬品や利用可能な医療技術をどのように分配するかなどについては、特に正義、また連帯の原理と補完性の原理を尊重し配慮すべきであることについて言及しています。それは、平等に健康を守り増進する権利に立脚し、公平な保健医療政策を通じて、社会医療分野における正義の尊重によって実現します。

　さらにこの指針は、このような務めを職業とし専門的に関わる方々が多岐に及んでいることを加味しており、従来の保健医療に携わる専門職（医師、看護師、看護助手）だけでなく、医科学者や薬剤師、管理や事務に携わる者、保健医療に関する法律に関わる者、それぞれの地域で保健医療のために働く者、官民あるいは公的に私的に、また信徒としてあるいは聖職者としてこの分野で奉仕する人たちも、保健医療に携わる分野の働き手に含めています。

　この任務への召命は、その働きの形態や様式、職業上の役割や責任によって多様化し細分化されているとはいえ、人間の意義や価値に奉仕するという同じ使命をもっています。生命医科学は、移りかわる文化的なさまざまな考えがある中で、いのちと人間としての尊厳への統合的な善にどのように貢献できるかを目的として研究を続けていくでしょうし、この生命医科学と教会の教導権の示す道徳原理との間では実りある対話が続けられなければなりません。それは人間の意義や価値が促進されるためです。この新しい指針は、このような対話のために教会側の立場を示すものです。倫理的基準が弱体化し、良心は主観主義化し、文化的、倫理的、宗教的多元主義も加わると、大切な価値までも容易に相対化されてしまいます。そう

4

なってしまうとわたしたちは、人間の誕生と生、死の意義という実存的で重大な問題について、もはや認識や価値を共有したり分かち合ったりできなくなる危険にさらされてしまうのです。教会は、このような危機的状況を目の前にして、この指針がよき導き手となることを強く望んでいます。

　しかしながら、この指針が、保健医療に携わる分野や疾病分野で生じているあらゆる問題や疑問に対し、包括的な解答を与えるものとなっていないことは明らかです。この指針を策定した目的は、保健医療の分野において一般的に直面している倫理的諸問題について、イエス・キリストの教え、また教会の教導権の教えに照らし合わせて、可能なかぎり明確なガイドラインを示すことにあります。

　わたしは、教皇庁保健医療従事者評議会の設立31周年と第25回世界病者の日を直前にして、この複雑多岐な保健医療の世界に携わるさまざまな専門家、信徒と聖職者のみなさまに、この『生命倫理についての新しい指針　いのちと健康に奉仕するすべての人に向けて』（NUOVA CARTA DEGLI OPERATORI SANITARI）を委ねます。保健医療に携わる方々をはじめ、いのちと健康に奉仕するすべての方々の働きとカトリック教会の固有の司牧活動が、人間の人格の尊厳を推進し守るために、やむことなく、深みから新しくされていくために、この指針が貢献できることを願ってやみません。みなさまの間でも、善いサマリア人のたとえ話（ルカによる福音書10:29-37を参照）が日々新たに実現していきますように。キリストの過越による希望とたまものが、苦しみや痛みが続く時でも、みなさまとともにありますように。

　　　　　　　　† ジグムント・ジモフスキー（Zygmunt Zimowski）
　　　　　　　　教皇庁保健医療従事者評議会議長

目次

日本語版監修

社会医療法人 雪の聖母会 聖マリア病院 理事長　　井手義雄

社会医療法人 雪の聖母会 聖マリア病院 常務理事・京都大学 名誉教授　　福井次矢

学校法人 聖マリア学院 聖マリア学院大学 理事長　　井手三郎

監訳

カトリック福岡司教区 名誉司教　　宮原良治

訳者

福岡カトリック神学院 院長　　牧山強美

イエスのカリタス修道女会 東京歴史記録保管所 顧問　　髙久 充

翻訳補佐

学校法人 聖マリア学院 聖マリア学院大学 学院長　　井手 信

学校法人 聖マリア学院 聖マリア学院大学　　桃井雅子

学校法人 聖マリア学院 聖マリア学院大学　　田上朝子

協力

カトリック東京大司教区 豊島教会・北町教会 主任司祭　　田中 昇

社会医療法人 雪の聖母会 聖マリア病院　　井手大志

社会医療法人 雪の聖母会 聖マリア病院　　今村 豊

社会医療法人 雪の聖母会 聖マリア病院　　前野泰樹

社会医療法人 雪の聖母会 聖マリア病院　　福田賢治

聖書の引用は、新共同訳聖書（聖書協会）による。教会の教導
権の文書については、すでに邦訳出版されているものについては、
カトリック中央協議会の訳を用いているが、用語や表現の統一
のために一部手を加えた。

使用される略語

AAS：Acta Apostolicae Sedis（使徒座官報）

CCC：Catechismo della Chiesa Cattolica（カトリック教会のカテキズム）

CIC：CIC Codex Iuris Canonici（カトリック教会法典）

Cone, Ecum. Vat. II：Concilio Ecumenico Vaticano II（第二バチカン公会議）

Insegnamenti：Insegnamenti Insegnamenti di Giovanni Paolo II
　　　　　　　（教皇ヨハネ・パウロ二世の教え）

序

いのちの奉仕者

**いのちと健康
への奉仕**

1.　保健医療に携わるということは、人間の人格の最も大切な善であるいのちと健康に奉仕することを意味しています。このような奉仕は、それを専門に職業として働く人やボランティアの方々の働きによって成り立っていますが、予防医学や治療、リハビリテーションにさまざまな形で関わる人々（医師、薬剤師、看護師、技師、病院チャプレン、男女の修道者、管理職員、国内また国際的な政策責任者、ボランティア）によって営まれています。「このような職業に従事する者は、人間のいのちを保護しそれに仕える人であることが求められます」[1]。つまり人間の人格そのものに奉仕しているのです。人間の人格の不可侵の尊厳と超越的な召命は、その人自身の存在そのものの深いところにその根拠があります[2]。この人格の尊厳は、すべての人間が理性によって認識できるものです。しかしさらに、神のひとり子がわたしたちと同じ人となってくださったことによって、人間も「神の子ら」（ヨハネによる福音書1:12）、「神の本性にあずかることができる者」（ペトロの手紙二1:4）とされたのですから、人間のいのちの尊厳は、さらなる高みへ、神ご自身のいのちの高みへと引き上げられているのです。

**人間の本性と
神性**

　このように信仰からくるものによって照らされると、人間のいのちに対する尊重は、すでに理性によっても理解されていますが、さらに強調され強化されます。「歴史の中で働く神が世界と人類のために配慮する異なる方法は、互いに排除し合うものではありません。反対に、それらは互いに支持し合い、交わります。その源泉と目標は、神がそれによって人間を『御子の姿に似たものにしよう』（ローマの信徒への手紙8:29）とあらかじめ定めた、永遠の、知恵深い、愛に満ちた勧めのうちにあり

1　教皇ヨハネ・パウロ二世回勅『いのちの福音（*Evangelium vitae*）』（1995年3月25日）89（*AAS* 87 [1995], 502）。
2　教皇庁教理省指針『人格の尊厳 生命倫理のいくつかの問題について（*Dignitas personae*）』（2008年9月8日）5（*AAS* 100 [2008], 861）参照。

ます」[3]。「人間的次元と神的次元という二つの次元から出発することにより、人間がなぜ不可侵の価値をもつかをよりよく理解できるようになります。人間は永遠の召命を有しています。すなわち、生ける神の三位一体の愛にあずかるよう招かれているのです」[4]。

2.　保健医療従事者の活動には、それぞれの役割や責任を互いに補完し合いながら、人間の人格に対して奉仕するという重要な意義があります。なぜなら、身体的な健康と心理的精神的な健康、そして霊的な健康を維持し、回復させ、改善することは、いのちの全体に奉仕することだからです[5]。

　　さらに、「現代の多様な哲学的・科学的状況の中でも、多くの優れた科学者や哲学者がヒポクラテスの誓いの精神のもとに、医学は、疾病のケアと、苦痛の緩和と、すべての人に必要なケアを公平に施すことによって脆弱な人間に奉仕することであるとみなしています」[6]。

人の脆弱性に対する奉仕

　　「したがって、社会医療サービスにおいては、病気に対する統合された観点に導かれた従事者の存在と、苦しむ病者に対して完全に人間的な対応が可能な従事者の存在（中略）が重要であることは容易に理解できます」[7]。

3.　保健医療と社会医療サービスは密接に関係しています。「保健医療」という表現は、人間の身体面、心理精神面、社会面、

保健医療と社会医療

3　教皇庁教理省指針『人格の尊厳 生命倫理のいくつかの問題について』7（*AAS* 100 [2008], 863)。
4　教皇庁教理省指針『人格の尊厳 生命倫理のいくつかの問題について』8（*AAS* 100 [2008], 863)。
5　教皇ヨハネ・パウロ二世回勅『いのちの福音』(1995年3月25日) 89（*AAS* 87 [1995], 502) 参照
6　教皇庁教理省指針『人格の尊厳』2（*AAS* 100 [2008], 859)。
7　教皇ヨハネ・パウロ二世自発教令『人の苦しみ』(1985年2月11日) 2（*AAS* 77 [1985], 458)。

霊的面のバランスと福利の改善を目的とした予防と診断、治療、リハビリテーションに関するあらゆる事柄を指しています。「社会医療サービス」という表現は、保健医療に関する政策と法制、企画と施設に関連するあらゆる事柄を指します。

　しかしながらここで強調されるのは、このようなサービスを提供する諸制度は非常に重要なのですが、苦しんでいる他者のもとに行って寄り添うことであるかぎり、どのような機関も制度も、それだけでは人の心や人への共感にとって代わりえないということです[8]。

信頼と良心に
よる人間関係

4.　保健医療は、人間関係すなわち人格と人格の間で日々営まれていきます。それは、苦しみや病気を抱えている人が、保健医療従事者の知識や良心を信頼することによって成り立っています。保健医療従事者は、苦しむ人や病気の人を支えケアするにあたって、共感していく真摯な態度を身につけているものです。「共感（com-passio）」とは文字通り「ともに苦しむこと」です[9]。

　病者にこのように関わっていくには、病者の自律性を十分に尊重したうえで、応対し、配慮し、理解し、共有し、対話すること、さらには、専門知識と専門能力、専門家にふさわしい良心を備えていることが要求されます。それはつまり、人として心からの信頼にもとづく絆をむすぶことです。技術的な処置

8　教皇ヨハネ・パウロ二世使徒的書簡『サルヴィフィチ・ドローリス―苦しみのキリスト教的意味（*Salvifici doloris*）』（1984年2月11日）29（*AAS* 76［1984］, 244–246）参照。「事実、あなたがたが自分の職業に携わる際には、つねに人間と対峙しているのです。その人間は、自分の体をあなたがたの手に委ね、あなたがたの能力と配慮、介護に信頼を置いています。あなたがたは、人間のいのちの神秘的な大いなる真実と、人間の苦しみ、人間の希望と対峙しているのです」（ヨハネ・パウロ二世『外科医師会議参加者に向けたメッセージ［*Discorso ai partecipanti ad un Congresso sulla chirurgia*］』［1987年2月19日］2［*Insegnamenti* X/1 (1987), 374］）。

9　教皇ベネディクト十六世回勅『希望による救い（*Spe salvi*）』（2007年11月30日）39（*AAS* 99［2007］, 1017）参照。

としてだけでなく、隣人への献身と愛の行為として理解され営まれていく関係でなければならないのです。

5.　いのちへの奉仕は、その価値と諸義務を提示した道徳規範に忠実である場合にのみ、真の意味での奉仕となります。実際、保健医療従事者には道徳的責任があり、そこには生命倫理学の省察からくる諸規範も含まれています。教会の教導権は生命医科学の進歩や文化的な倫理観の変化によって提起される諸問題について、注意深く慎重な配慮をもって宣言しようとしています。

道徳規範への忠誠

　教会の教導権の教えは、保健医療従事者の良心を照らし方向づける行動の原則や規範の根源にふれながら、特に今日のバイオテクノロジーのもつ可能性が多岐に及ぶ中で、人間の人格とその尊厳を常に尊重するという選択へと良心を導こうとしています。保健医療従事者は、道徳規範に忠実であることによって人間と人間のもつ価値に対しても忠実となり、道徳規範を遵守することはその忠実さの保障となります。また、道徳規範に忠実であることは同時に神に対しても忠実となります。道徳規範は神の知恵の表現なのです。

　したがって、医学が進歩し、道徳上の新しい問題が生じ続けている状況にあって、保健医療従事者の側には、専門家としての適正な能力を維持していくために、真剣な準備と継続的な養成が求められています。そのために、すべての保健医療従事者は適正な訓練を受けること、また専門的な養成を施す責任のある者は、生命倫理について専門に教える人をおき、それについて学ぶ講座を開催していくことが期待されています。さらに主要な医療機関においては、医療行為や臨床倫理のための倫理委員会を設立すべきです。倫理委員会は、医学の専門知識と医療上の評価能力をもって、病者の尊厳と医療責任そのものを守るために、その病者に関わる他の専門家の知識や能力と対比しながら補完し合っていくのです[10]。

準備と継続的な養成

15

**人格の
統合的視点**

6. 教会は、生命医科学に対して原理や道徳的判断を示すに際して、理性と信仰の両方から光を得ています。それは、教会が人間の人格とその召命に関する統合的視点の構築をめざしながら、いのちに対する深い畏敬の念を表現している人類の業績と文化的宗教的なさまざまな伝承からあふれているよいものをすべて取り入れる能力を引き出そうとしているからです[11]。

教会の教導権は、科学が文化的な視点に立脚し、いのちと人間各自の尊厳の全面的な善に対する尊い奉仕であることを支持し、励まそうとしています。それゆえ教会は希望と恵みをもって科学研究に注目しています。教会は、多くのキリスト者が、生命医科学を進歩させ、この分野において自らの信仰を証するために献身することを願っているからです[12]。

**倫理的責任と
社会的責任**

特に、「教会は、人間に関する最近の医学研究のいくつかの成果に関して倫理的判断をくだす際、（中略）、医学自体の固有の領域に立ち入ろうとするのではなく、むしろ、すべての当事者に対して自らの行為への倫理的・社会的責任を喚起します。教会が思い起こさせようとするのは、生命科学の倫理的価値は、すべての人をその存在のあらゆる瞬間において無条件に尊重す

10　「科学研究とその応用が倫理的に中立であると思い込んではならない。が一方では、単なる技術の効率や、他人の犠牲において成り立つような利益、あるいはさらに悪い場合には何らかの支配的なイデオロギーなどを基準として指針を得ることも間違っている。科学技術がそれ自体意味を持つためには、道徳律の根本的な基準を無条件に尊重することが必要である。すなわち、科学技術は人間に奉仕し、人間の持つ譲れない権利に奉仕し、神の計画と意志に従って、人間の真の全面的な善に奉仕するものでなければならないのである。」（教皇庁教理省指針『生命のはじまりに関する教書—人間の生命のはじまりに対する尊重と生殖過程の尊厳に関する現代のいくつかの疑問に答えて [*Donum vitae*]』[1987年2月22日] 2 [*AAS* 80 (1988), 73]）。『カトリック教会のカテキズム』2294 参照。

11　「とくに意義深いのは、生命を侵害するさまざまな問題についての倫理的な省察が顧みられるようになったことです。生命倫理学の登場とその目覚ましい発展は、いっそうの省察と対話を促進しています。人間の生命にかかわる根本的な問題を含む倫理上の問題について、異なる宗教の信奉者の間だけでなく、信仰者と非信仰者との間での対話が行われています。」（教皇ヨハネ・パウロ二世回勅『いのちの福音』27 [*AAS* 87 (1995), 432]）。

12　教皇庁教理省指針『人格の尊厳』3 (*AAS* 100 [2008], 860) 参照。

ることによって量られるということです」[13]。

したがって、「教会の教導権の発言は、良心の形成を推進するという使命の一部です。そのために教会の教導権は、キリストご自身である真理を正しく教え、同時にまた、人間本性そのものに由来する道徳秩序の原理を自らの権威をもって正しく宣言し確立」[14]しようとしているのです。

また、ますます複雑で困難な臨床例に直面した際に、保健医療従事者を孤立させ、耐えがたい責任を負わせることはできないということも、教導権が発言する動機となっています。そのような複雑さや困難さは、現在の医学において利用可能になったとはいえ、まだその多くが実験段階にあるようなバイオテクノロジーのもつ可能性から生じています。また特定の問題が社会的、保健医療的な重要性をもっていることも、教導職の発言の動機となっています[15]。

7. 保健医療政策や財政に携わる者は、各々の専門分野に対する責任だけでなく、社会と病者に対しても責任を負っています。

共通善の保護と推進は、特にこの人たちの肩にかかっています。連帯と補完性の原理にもとづく正義の要求を果たし[16]、

---

13 教皇庁教理省指針『人格の尊厳』10 (*AAS* 100［2008］, 864)。
14 教皇庁教理省指針『人格の尊厳』10 (*AAS* 100［2008］, 865)。
15 「人間の理解力と忍耐力のすばらしいあかしである科学と技術の発達があったとしても、人類は、究極の宗教的な問いかけをせずにはいられません。むしろそれは、闘いのなかでもっとも痛みを伴い決定的な意味をもつ、心と道徳的良心の闘いに直面するよう、わたしたちを駆り立てます」(教皇ヨハネ・パウロ二世回勅『真理の輝き［*Veritatis splendor*]』［1993年8月6日］1［*AAS* 85 (1993), 1134])。
16 「その活動分野は極めて広く、公的機関の職員における保健教育から鋭敏な感受性の育成、各々の職場への直接的な関与から、直接もしくは間接を問わず、医学にかつてないほどの人間性をもたせる必要性を訴えることを目的とした数多くの組織や団体が存在することによって可能になる（地域、国内、国際における）協力関係の形成に及んでいます」(教皇ヨハネ・パウロ二世『教皇庁保健従事者評議会主催の会議参加者に向けたメッセージ［*Discorso ai partecipanti alla Conferenza promossa dalla Pontificia Commissione per la Pastorale degli Operatori Sanitari*]』［1987年11月12日］6［*AAS* 80 (1988), 645])。

人類の真の発展に寄与する国内政策と地球規模の政策をめざし、特に保健医療の領域での財貨の分配に取りくむのは彼らなのです[17]。

　このような視野に立つと、保健医療政策の責任者は、カトリック（普遍）的な保健医療についての固有の教えを知ることによって、ともに実りある協力態勢を生みだすことができます。こうして、「もはや、ひとりひとりの存在と社会の存在が真により人間的な意義を失うことのない愛といのちの文明」[18]の構築に貢献することができるのです。

専門的働きと
使命、召命

8.　保健医療従事者は、キリスト教的精神にかたどられることによって、日々の業務を行う中で、この任務には特有の超越的な次元があることに気づくでしょう。実際、苦しむ人に対する奉仕は、純粋に人間的なレベルを超えて、キリスト者としての証、またその使命という特徴を帯びることになります。

　使命とは、召命です[19]。つまり、苦しんでいる他者の顔に具体的に表現されている超越的な呼びかけに答えることです。このような行動は、キリストの愛をとどけ、実現することです。キリストは、「方々を巡り歩いて人々を助け、すべていやされる」（使徒言行録10:38）[20]のです。またそれは同時に、キリスト自身に向けられる愛でもあります。つまり病人はキリストその方なのです。「わたしが病気であった時」、キリストは、兄弟姉妹に

17　教皇ベネディクト十六世回勅『真理に根ざした愛―愛と真理における人間の全人的発展について（Caritas in veritate）』(2009年6月29日) 38-39 (AAS 101［2009］, 673-674) 参照。
18　教皇ヨハネ・パウロ二世回勅『いのちの福音』27 (AAS 87［1995］, 431)。
19　「あなたがたの使命観とは、広大で複雑かつ神秘的な苦悩の地にある人々に奉仕するという崇高な使命をあなたがたに委ねるものです」(教皇ヨハネ・パウロ二世『イタリア・カトリック医師会に向けたメッセージ［Discorso all'Associazione dei Medici Cattolici Italiani］』(1989年3月4日) 2［Insegnamenti XII/1 (1989), 480］)。
20　「あなたがたと患者との間において、極めて個人的な対話と信頼の関係を確立するためには、キリストの豊かな愛において信者に対して決定される人類の義務をあ

対して行われた奉仕を自分に向けられたものであるとみなします。「あなたがその人にしたのは、わたしにしてくれたことです」（マタイによる福音書25:31-40参照）[21]。保健医療従事者は、よきサマリア人のように（ルカによる福音書10:29-37参照）、傷ついた人のそばで足をとめ、愛をもってその人の「隣人」となるのです[22]。このように考えると、保健医療従事者は、神から遣わされている人であるとみなすことができます。この神は、聖書が言うように、「いのちを愛する主」（知恵の書11:26）なのです。

9.　教会は、「病に苦しむ人への奉仕が、教会の使命の主要な部分」[23]と理解しています。それはつまり、保健医療従事者の治療

教会の司牧活動への参加

なたがたに課す必要があります。この神の善性こそが、あなたがたのすべての行為を豊かなものにし、あなたがたの最も単純な行為に対してさえも、キリストとの内なる交流においてあなたがたが行う行為としての力を与えるのです」（教皇ヨハネ・パウロ二世『イタリアの歯科医師に向けたメッセージ [Discorso ai medici dentisti italiani]』（1984年12月14日）4 [Insegnamenti VII/2 (1984), 1594]）。

21　「最高の福音宣教者であり、ご自身が福音そのものであるイエスは、もっとも小さい人と特別に同じものとなりました（マタイによる福音書25:40参照）。このことは、すべてのキリスト者は、地上でもっとも弱い人々に心を配るよう招かれていることを思い起こさせます。しかし、現代の「成功」と「自立」のモデルにおいては、取り残された人、弱い人、生活手段をほぼ断たれている人への出資は、理にかなわないこととされているようです」（教皇フランシスコ使徒的勧告『福音の喜び [Evangelii gaudium]』（2013年11月24日）209 [AAS 105 (2013), 1107]）。

22　教皇ヨハネ・パウロ二世使徒的書簡『サルヴィフィチ・ドローリス―苦しみのキリスト教的意味』28-30（AAS 76 [1984], 242-246）参照。「『よいサマリア人』（ルカによる福音書10:29-37参照）であるイエスの模範に従い、またイエスの力に励まされて、教会はつねにいつくしみに満ちた支援を提供する最前線に立ってきました。おびただしい数の教会の子ら、特に伝統のある修道会や新しいあり方に立つ修道会に属する男女修道者たちは、隣人を、とりわけ弱い人々と助けを必要とする人々を愛するがゆえに、自由に献身の道を歩むことをとおして神に生涯をささげてきており、今なおささげています」（教皇ヨハネ・パウロ二世回勅『いのちの福音』27 [AAS 87 (1995), 431]）。

23　教皇ヨハネ・パウロ二世自発教令『人の苦しみ』（1985年2月11日）1（AAS 77 [1985], 457）。「いのちとは老齢者や身体障がい者、重病者にとっても貴重なものであること、さらにはそれが消えゆくときでさえも貴重なものであることを認識するとき、また人としての充足に対する召命は苦しみを除外するものではないことをいのちが教えるとき、さらにはコミュニティに属する者たちが、病者や苦しむ者にコミュニティ全体に対する恵みを見てとり、連帯と責任を要求する存在を見てとることを教えるとき、社会はいのちを心から歓待します。これ

をともなう奉仕は、教会の司牧的活動や福音宣教に参与していることを意味します[24]。したがって、いのちに奉仕するとは、救いのために働くことであり、あがない主であるキリストの愛がすでにそこに実現していることの宣言なのです。

　「すなわち医師、看護師、すべての職員およびボランティアこそ、病人と苦しむ人々を愛するキリストと教会の生きたしるしとなるように召されているのです」[25]。まさに、これらの人々こそ、いのちの奉仕者なのです。

正しい倫理的判断のために

10.　この指針の意図は、保健医療従事者の倫理的な忠誠、すなわち、いのちに奉仕していく現場で、よい判断を下し、よい行為を選択できるように支えることにあります。倫理的に正しい判断のために、次のような人間のいのちの3つの段階、倫理・司牧的に多くの考察が必要とされる3つの局面に分けて概説します。すなわち、生殖（産むこと）、生（生きること）、死（死ぬこと）についてです。

こそが品位によって維持され、あなたがたがその科学的能力と職業的能力を通じて普及することを求められるいのちの福音なのです」（教皇フランシスコ『教皇庁生命アカデミー創立二十周年総会参加者に向けたメッセージ [*Messaggio ai partecipanti all'Assemblea generale della Pontificia Accademia per la Vita in occasione del ventennale di istituzione*]』[2014年2月19日] [*AAS* 106 (2014), 192]）。

24　「病床におけるあなたがたの存在は、病者に対する使徒としての役割を果たす人々（司祭、修道者、信徒）の存在と密接に関係しています。使徒としての役割には、医学が提供するいのちに対する奉仕の問題や任務と重複する非常に数多くの要素が存在しています。医療職の遂行と司祭職の遂行との間には必然的に相互作用が生じます。なぜなら、いずれの対象にも、そのひとつとして神の子としての尊厳として捉えられる人間が含まれているからです。それはわたしたちと同じく、支援と慰撫を必要とする兄弟なのです」（教皇ヨハネ・パウロ二世『カトリック外科医世界大会に向けたメッセージ [*Discorso al Congresso mondiale dei Medici Cattolici*]』[1982年10月3日] 6 [*Insegnamenti* V/3 (1982), 676]）。

25　教皇ヨハネ・パウロ二世使徒的勧告『信徒の召命と使命（*Christifideles laici*）』（1988年12月30日）53（*AAS* 81 [1989], 500）。

I

生殖

11.「創造物語の中で、人間と人間以外の被造物との間の相違
は、とりわけ次の事実に明示されます。すなわち、人間の創造
だけが、神が特別な決断をした結果なされたわざだとされるの
です。つまり、創造主との固有で特殊な結びつきを確立するこ
とを熟考しています。『われわれにかたどり、われわれに似せて、
人を造ろう』（創世記1:26）。神が人間に与えたいのちは、神が
自らを何らかのかたちで被造物である人間に与えようとするた
まものです」[26]。

　　　したがって人間の創造を他の生物の創造と比較することは
できません。なぜなら、それは人格の創造だからです。また人
間のいのちは神のたまものの産物であり、それは、男性と女性
の愛と相互の自己贈与を表現し、結実する行為を通じて産み出
されるのです。

　　　生殖の本質そのものは、それがたまものとして与えられる
という論理に沿って理解されなければなりません。夫婦の愛と
人間の誕生との間にある切り離すことのできない絆は、人間の
（自然）本性に刻みこまれたものであり、誰もがそれを指針とし、
遵守しなければならない規範なのです[27]。

12.　神は自ら、人間に対し、神の創造のわざに特別に参加する
よう求められ、男と女を祝福し、「産めよ、増えよ」（創世記1:28）
と言われました。

　　　したがって、新たな人間の誕生は、「『一体となる』（創世
記2:24）夫婦と自らを現す神とを含むかぎり、きわめて人間
的な出来事であり、深い宗教的な意味を持つ出来事です」[28]。
両親は「創造主の最初の祝福、すなわち出産によって神の像を
人間から人間へと伝えていく祝福を、歴史の中で実現すること

26　教皇ヨハネ・パウロ二世回勅『いのちの福音』34（*AAS* 87［1995］, 438-439）。
27　教皇庁教理省指針『人格の尊厳』6（*AAS* 100［2008］, 862）参照。
28　教皇ヨハネ・パウロ二世回勅『いのちの福音』43（*AAS* 87［1995］, 448）。

です」[29]。

13. 保健医療従事者は、このデリケートな分野において、自分
の奉仕を遂行します。受胎を妨げている原因に対する予防や治
療に取りくみ、両親が責任をもって子をもうけることを助けま
す。また、人間の生殖にふさわしくない過度に侵襲的な技術か
ら不妊の夫婦を保護するのです。

責任ある人間の
生殖のために

受胎調節

14. 「夫婦愛の真の実践と、そこから生じる家庭生活の全構造
は、夫婦が勇気をもって、彼らを通してたえず自分の家族を増
やし富ませようとする創造主であり救い主であるかたの愛に協
力する心構えをもつように仕向けられています」[30]。「二人の夫
婦的な結合から新しい人間が生まれることは、神ご自身の特別
な似姿であり、かたどりである者が世にやって来たことにほか
なりません。子どもが生まれるという生物学的出来事の中に人
格の系図が書き記されているわけです。新しい人間存在の妊娠
と出産において、夫婦が親として、創造主の協力者であること
を認めているのなら、わたしたちは生物学的な法則だけに気を
取られてはなりません。(中略) 子どもが生まれることは、天地
創造の継続なのです」[31]。

　　父母の責任は、「熟慮した上で、寛大な心をもってさらに
子をもうけることを決意すること、また重大な理由がある場合
には、道徳規範を大切にしながらも、一定期間あるいは期限を

責任ある生殖と
神との協働

29　「出産によって神の像を人間から人間へと伝えていく祝福を、歴史の中で実現す
　　ることです」(教皇ヨハネ・パウロ二世使徒的勧告『家庭 愛といのちのきずな
　　[*Familiaris consortio*]』[1981年11月22日] 28 [*AAS* 74 (1982), 114])。同書簡
　　『家庭への手紙 (*Gratissimam sane*)』(1994年2月2日) 9 (*AAS* 86 [1994], 878)
　　参照。
30　第二バチカン公会議『現代世界憲章』50。教皇パウロ六世回勅『フマーネ・ヴィ
　　テ (*Humanae Vitae*)』(1968年7月25日) 9 (*AAS* 60 [1968], 487) 参照。
31　教皇ヨハネ・パウロ二世回勅『いのちの福音』43 (*AAS* 87 [1995], 448)。

定めることなく新たな子をもうけないことを選択すること」[32]に
よって果たされます。まさにこのような場合に受胎調節が問わ
れることになりますが、その際にはいのちを継承していくため
に、両親には良心的また責任をもって参与していくよう求めら
れます。

道徳的評価
のための基準

15. このような受胎調節に関する行為の評価に際して、道徳的
な判断は「(夫婦愛と生命伝達の責任との調和が問題になる場
合、)行為の道徳性は意向の純粋性や動機の評価だけではなく、
人格とその行為の本性から導き出された客観的基準によって決
定されるべきです」[33]。それは、男性と女性の尊厳、またふたり
の親密な関係の尊厳に関わることです。夫婦の愛が真であるか
どうかは、このような尊厳を尊重するか否かに左右されます。

　夫婦行為に関しては、「この行為の二つの側面、すなわち一
つ(一体)になることと子どもを産むこと(生殖)の間には不
可分の関係があり、それは神によって定められており、人間が
恣意的に断ち切ることはできません」[34]。事実、配偶者たちは夫
婦行為によって、自分たちの一致を余すところなく実現し、ま
たその一致を強めるのです。この一体となる行為はいのちを産
む行為であり、いのちをもたらす行為は一体となる行為と同じ
なのです[35]。

夫婦また
親となることの
意味

　「肉体の言葉」を通じて表現される愛は、夫婦をひとつに結
ぶと同時に、子どもを生みだすものです。つまり、そこには「明
らかに『夫婦が一体となる意味』と『親となる意味』が含まれ

32　教皇パウロ六世回勅『フマーネ・ヴィテ』10 (*AAS* 60 [1968], 487)。

33　第二バチカン公会議『現代世界憲章』51。

34　教皇パウロ六世回勅『フマーネ・ヴィテ』12 (*AAS* 60 [1968], 488-489)。

35　「婚姻という行為の本質とは、夫と妻を最も親密な関係において結びつけると同時
　　に、新たないのちを創造する能力を夫婦に与えるものでもある。そしてそれは、男
　　女の実なる本質に書き込まれた掟によって生じるのである」(教皇パウロ六世回勅
　　『フマーネ・ヴィテ』12 [*AAS* 60 (1968), 488-489])。

ています」[36]。夫婦行為は、このふたつの意味を、本質的に内包
しているものです。このふたつの結びつきを「人間が自分の主
導権で断ち切ること」はできません。なぜならそれは、人格に
固有の尊厳と「夫婦愛に内在する真理」を否定することになっ
てしまうからです[37]。

16.　出産の間隔をあける正当な理由があり責任をもって決断し、　　　**自然な方法**
受胎を避けようとする場合に[38]、夫婦が受胎可能な期間に性的な
関係をひかえる、いわゆる「自然な方法による受胎調節」と呼
ばれる手段を用いることは、法にかなっています。一方、受胎
を妨げようと試みるすべての行為、すなわち、性行為に先立つ
行為、また性行為にともなう行為、あるいは性行為の自然な結
果に向かっている際に行われる行為であろうと、またそれが目
的としてであっても手段としてであっても、生殖を不可能にして
しまうことを意図する行為は否定されなければなりません[39]。

　　しかし、「不妊期間を利用して、夫婦が一致と出産の意味の
切り離すことのできないつながりを尊重するとき、神の計画の
『奉仕者』として行動し、性を操作したり変質したりすることな
く『全面的に』自己を与えるという本来のダイナミズムにした
がって、性を『享受』するのです」[40]。このように、女性の妊娠

36　教皇庁教理省指針『生命のはじまりに関する教書』第二章II四（b）（*AAS* 80
　　　［1988］, 91）参照。
37　教皇パウロ六世回勅『フマーネ・ヴィテ』12（*AAS* 60［1968］, 488）。教皇ヨハ
　　　ネ・パウロ二世使徒的勧告『家庭 愛といのちのきずな』32（*AAS* 74［1982］, 118）
　　　参照。「したがって、『自分を　―自分の生活の直接的かつ部分的な、しばしば皮
　　　相な、時には見かけの規準や尺度によらないで―　徹底的に理解したいと思うな
　　　らば、自分の不安と疑惑、自分の弱さと罪、自分の生命と死とともにキリストに近
　　　づかなければなりません』（教皇ヨハネ・パウロ二世回勅『真理の輝き』8［*AAS*
　　　85（1993）, 1139］）。
38　教皇パウロ六世回勅『フマーネ・ヴィテ』10（*AAS* 60［1968］, 487）。
39　教皇パウロ六世回勅『フマーネ・ヴィテ』14（*AAS* 60［1968］, 490）。
40　教皇ヨハネ・パウロ二世使徒的勧告『家庭 愛といのちのきずな』32（*AAS* 74
　　　［1982］, 119）。

期と不妊期間の生理のリズムに関する知識を利用しながら性生活を営むことは、真の意味で責任ある生殖の実現にも貢献することができるのです。女性のサイクルにおいて妊娠期が周期的に訪れるたびに、夫婦は、子どもを産むことを受け入れるか、あるいはその可能性を先送りするかという自分たちの行為の動機を問うように促されるのです[41]。

避妊

反対に、避妊のためのあらゆる方策をとることは、「男性と女性の、またふたりのより親密な関係の自然なあり方」に矛盾することになります[42]。この場合、性的な交わりと生殖とは意図的に切り離されることになります。すなわち、避妊の行為は、本来はいのち（の誕生）に開かれているはずの自然なあり方を改ざんすることになります。「こうして、人間の性が持つ本来の重要さは歪曲され、裏切られます。夫婦行為の本質である性交と生殖の二つの意味は、人為的に引き離されるのです。このように、結婚の結びつきは裏切られ、子どもを産むかどうかは夫婦の気まぐれに左右されるものとなります」[43]。避妊をする夫婦は、「『全面的に』自己を与えることの価値を変質させ、神の計画の『裁き手』となり、性を—またそれとともに自らと配偶者をも—『操作』し品位をおとしめていることになります」[44]。

自然な方法と避妊との間の倫理的また人間学的相違

17. 出産の間隔をあけるために、自然な方法に頼るのか、あるいは避妊に頼るかの違いは、単に、用いられる技術や方法の違いなのではありません。この場合、用いられる方法が人工的で

41 「責任ある生殖を行うにあたり、受胎の自然調節法を合法とするのは、まさにこの尊重なのです。このような方法は、科学的見地からますます精度を高めており、実際、道徳上の諸価値に合致した選択を可能とします」（教皇ヨハネ・パウロ二世回勅『いのちの福音』97［*AAS* 87 (1995), 512]）。

42 教皇パウロ六世回勅『フマーネ・ヴィテ』13 (*AAS* 60［1968], 489)。

43 教皇ヨハネ・パウロ二世回勅『いのちの福音』23 (*AAS* 87［1995], 427)。

44 教皇ヨハネ・パウロ二世使徒的勧告『家庭　愛といのちのきずな』32 (*AAS* 74［1982], 119)。

あるか自然的であるかが決定要因になっているようです[45]。しかし実は、その違いはもっと重要で奥深く、「人間学的であると同時に倫理的」[46]な性質の違いであり、最終的には、「人格と性に関する調和することのできない二つの考え方」[47]を含んでいるのです。

18. したがって、自然な受胎調節の方法は、夫婦の生き方を方向づけ決定していく夫婦愛のもつ意義に調和するものです。「自然のリズムを選ぶことは、女性の周期に応じること、また夫婦の対話、相互の尊敬、責任の共有と自制を意味します。夫婦生活において夫婦のリズムを用い対話することは、夫婦の交わりが霊的・肉体的なものであることを認め、互いに忠実に人格的な愛を生きることです。こうして夫婦の交わりが、その身体的な側面においても、また性の内なる魂である優しさと愛情によってどれほど豊かになるかを経験するようになります。したがって、性はその真に十全に人間的な面で尊ばれ、高められます。また性は魂とからだの人格的一致を引き裂くことによって、人格と本性のもっとも深い相互作用の中で神の創造それ自体を破壊する『物』として『用いられて』はなりません」[48]。

**自然な方法が
もつ一致と
生殖の意味**

19. このような行為を正当化するため、「安全でだれでも利用できるのであれば、避妊は人工妊娠中絶を回避する最も有効な救済策であるという見解がしばしば主張されます。（中略）注意深

**避妊の
延長としての
人工妊娠中絶**

---

45 つまり、受胎を拒否するためにとられる「自然な」さまざまな方法も、性行為を不完全なものにし、避妊であると言えます。
46 教皇ヨハネ・パウロ二世使徒的勧告『家庭 愛といのちのきずな』32 (*AAS* 74 [1982], 120)。
47 教皇ヨハネ・パウロ二世使徒的勧告『家庭 愛といのちのきずな』32 (*AAS* 74 [1982], 120)。
48 教皇ヨハネ・パウロ二世使徒的勧告『家庭 愛といのちのきずな』32 (*AAS* 74 [1982], 120)。

く検討してみるならば、この反論に根拠がないのは明らかです。（中略）避妊に関する教会の教えが排斥される、まさにそうした地域において、人工妊娠中絶を容認する文化はとりわけ強い勢力となっています」[49]。道徳的な観点からいって、避妊と人工妊娠中絶は、本質的に異なる悪であるのは確かですが、二つは「一本の樹木に実る果実のように」密接に結びついています[50]。避妊は、新しいいのちの誕生を阻止するために、利用可能なあらゆる方法を使用することです。避妊したにもかかわらず、新しいいのちが生じると、多くの場合、そのいのちは見捨てられ中絶されていきます。避妊は、人工妊娠中絶を減らすものではなく、避妊の論理の延長として人工妊娠中絶が行われているのです。

意図的な不妊手術の否定

20. 避妊の方法の中で、特に指摘すべき重要なものは、受胎を不可能にする、あるいは生殖そのものを不能にする不妊手術です[51]。これには、意図的なものと強制的なものがあります[52]。

特に意図的な不妊手術は、恒久的なものであるか一時的なものであるかを問わず、また男性であるか女性であるかにかかわらず、不妊状態を直接に獲得することを目的とすることは、

49　教皇ヨハネ・パウロ二世回勅『いのちの福音』13（*AAS* 87［1995］, 414）。
50　教皇ヨハネ・パウロ二世回勅『いのちの福音』13（*AAS* 87［1995］, 415）。
51　教皇ヨハネ・パウロ二世回勅『いのちの福音』16-17（*AAS* 87［1995］, 418-419）参照。
52　要するに、さまざまな形態の不妊手術に関する教会の教義を現代の言葉で言い換えれば、「不妊手術とは、それ自体、すなわちその本質と条件において、生殖能力を不妊化させる効果をただちに単独で発揮するものであり、とくに教皇ピウス十二世の教導権の宣言において解釈されているように、直接の不妊化とみなすべきものです。したがって、妊娠の結果として予測あるいは懸念される身体疾患や精神疾患の治療や予防を動機とする行為として、このような行為を行う者の主観においては正当な意図であったとしてもなお、教会の教義にもとづき、このような不妊手術については絶対的に禁止されます。また事実、生殖能力の不妊化自体の禁止には、個人の行為としての不妊手術を遙かに上回る重大な理由が存在します。なぜなら、生殖能力の不妊化によって誘発される人の不妊状態を元に戻すことはほぼ完全に

28

常に道徳的に受けいれられず、排除されなければなりません[53]。なぜなら、それはいのちの誕生への可能性を閉ざし、人間の人格の不可侵性と身体的統合性の不可侵性とに矛盾することになるからです[54]。

　ある治療行為の結果として生じる不妊化は例外であって、この場合、道徳的に問題はありません。これは全体性の原則にもとづいて正当化されるものであり、臓器が疾患に冒されている場合、またはその臓器が他の疾患の原因となっており、それ以外の方法では治療ができない場合には、人の臓器またはその機能を奪うことが正当化されます。また患者にとって予測可能で合理的な利益も存在していなければならず、患者自身あるいは患者の代理人による同意も得なければなりません。

治療行為に よって生じる 不妊化

21.　強制不妊手術とは、権力者が優生学的な理由（遺伝病を防止する場合など）や社会の保護（強姦の再犯者の不妊化において主張される場合など）、あるいは虚弱者または脆弱者の保護などを理由として、ある特定の人々または集団に対して課すものです。このような不妊手術は、治療としての性質を一切有して

強制不妊手術の 否定

不可能だからです。それは直接の不妊化を公益のために必要なものとして模索する公的機関が義務付けうるものでも、行使しうるものでもありません。なぜなら、このような不妊化は、人間の尊厳と不可侵性を損なうものであるからです。同様に、このような事例においては、個人の幸福の拡大によって臓器への干渉が正当化されるという原則を理由として、全体性の原則を行使することもできません。不妊化とは、本質的に人の不可分の幸福、すなわち「幸福の正しい秩序を維持する」ことを正しく追求するものとして指向されるものではありません。なぜなら、それは基本的な要素として予測され、自由に選択される性的な行為を意図的に奪うものであり、したがって最大の幸福である人の倫理的な幸福を損なうものであるからです」（教皇庁教理省『カトリック病院における不妊手術に関するアメリカ司教協議会の疑問に対する回答 [*Responsa ad quaesita Conferentiae Episcopalis Americae Septentrionaliscirca sterilizationem in nosocomiis catholicis*]』[1975年3月13日] 1 [*AAS* 68 (1976), 738-739]）。

53　教皇パウロ六世回勅『フマーネ・ヴィテ』14（*AAS* 60 [1968], 490）参照。
54　教皇パウロ六世回勅『フマーネ・ヴィテ』17（*AAS* 60 [1968], 493-494）参照。

おらず、人の尊厳と身体的統合性、結婚して子どもをもつ権利を損なうものです。したがって、このような行為は道徳的に違法となります[55]。

<table>
<tr>
<td>

性に関する
人間的、
キリスト教的な
理解

</td>
<td>

22. 適正な養成を受けた保健医療従事者は、機会があるたびに、性についての人間的でキリスト教的な理解を教え広めるために貢献することができます。特に、若い人たちに、性と愛に関する健全な教えをより広い視点にたって説明しながら、自然な受胎調節の方法についての情報を与え教育するのです。また、夫婦に対しては、人間の性がもつ特別な尊厳を尊重した責任ある行動をとることができるように、必要な知識を提供するのです[56]。

</td>
</tr>
</table>

自然な
受胎調節方法を
学ぶ施設

受胎調節の自然な方法を学ぶ施設が設立されるなら、自然な方法についての正しい理解を広めるうえで大きな助けとなります。このような施設では、「責任ある親となることができるよう価値ある手助けが提供されるべきです。そこでは、すべての人が、また何よりも子どもたちがその権利において認められ、尊ばれ、さらにあらゆる決断が、自己を心からの贈り物とするという理想によって導かれるのです」[57]。

以上のような理由から、教会は、保健医療従事者に呼びかけます。みなさんには、この特殊な分野についての適正な養成を受けたうえで、自分たちには「結婚した人々が夫婦愛を表す夫婦行為とその目的を尊重して、自分たちの愛を生きられるように、実際に彼らを助ける」[58]責任もあるということを自覚していただきたいのです。

---

55 教皇パウロ六世回勅『フマーネ・ヴィテ』17 (*AAS* 60 [1968], 493-494) 参照。
56 教皇ヨハネ・パウロ二世使徒的勧告『家庭 愛といのちのきずな』33 (*AAS* 74 [1982], 120-123) 参照。
57 教皇ヨハネ・パウロ二世回勅『いのちの福音』88 (*AAS* 87 [1995], 500-501)。
58 教皇ヨハネ・パウロ二世使徒的勧告『家庭 愛といのちのきずな』35 (*AAS* 74 [1982], 125)。

夫婦の不妊に対する医学的な対応

23.　動物の受精に由来するバイオテクノロジーを人間に応用することにより、人間の生殖に対してさまざまな介入を行うことが可能となっていますが、許容できるかどうか深刻な道徳的な問題が生じています。「いのちに資すると思われ、またしばしばその目的で用いられる体外受精の技術は、現実には、いのちに対する新たな脅威に門戸を開きます」[59]。

　　不妊治療に関して、新たな医療技術は三つの基本的な善を尊重すべきです。(1) 受精から自然死に至るまでの、すべての人の生存権と身体を統合的に保つ権利。(2) 結婚の絆 (一体性)、すなわち、夫婦が相手を通じてのみ父親また母親となる権利を相互に尊重すること。(3) 性の人間固有の価値、すなわち「人間の人格の生殖が、夫婦の間の愛の行為の実りとしてもたらされるべきであること」[60]。

不妊を治療する
諸基準

　　互いに自分を相手に与え、いのちをもたらす夫婦の愛の親密な交わりは、人格的な行為です。この行為は、夫婦の一致を実現する行為であると同時に生殖行為でもあり、また夫婦としての行為であると同時に親となる行為でもあります。つまり、これはひとつの行為であって不可分のものです。「相互に自分を与え合うことは、聖書のことばによれば、『一つの体となる』一致を実現することです」[61]。そこに、新たないのちが誕生するのです。

相互に与え合う
という意味を
もつ夫婦行為

24.　人間は、自分のいのちがはじまった時から、人間のいのちが本質的に内包している意味と価値を無視することはできませ

59　教皇ヨハネ・パウロ二世回勅『いのちの福音』14 (*AAS* 87 [1995], 416)。
60　教皇庁教理省指針『人格の尊厳』12 (*AAS* 100 [2008], 865)。
61　教皇ピオ十二世『イタリア・カトリック助産師連合に向けたメッセージ (*Discorso alle congressiste dell'Unione Cattolica Italiana Ostetriche*)』(1951年10月29日) (*AAS* 43 [1951], 850)。

ん。人間の人格の尊厳は、人間の人格が夫婦行為の実りとして
生まれることを要求しています。夫婦は、実際、新たないのち
をいただくということのうちに、その愛の実りを味わうのです。
それは、夫婦愛のもっている互いにひとつに結ばれようとする
側面と子どもをもうけるという側面とを表現し、結実させる行
為を通して実現していくのです。

夫婦行為の
代用ではなく、
支援

生殖分野における医学的なあらゆる手段や介入は、夫婦行
為を助けるものとして機能しなければならず、決してそれに代
わるものであってはなりません。事実、「医師は人間に仕えるも
のであり、人間の生殖を助けるものです。人間や人間の生殖を
処理し、その運命を決定する権限が医師に与えられているわけ
では決してありません。したがって、医療介入は、それが夫婦
の性行為を助けるためのものであるか、または通常に行われた
夫婦の性行為の後に、妊娠を達成するよう助けるためのもので
ある場合には、人間の尊厳を尊重するものであると言えます。
しかし、他方では、医療が夫婦の営みに技術的に取って代わる
ことがしばしば起こっています。そのような場合には、生殖は
夫婦の営みの結果でもなければその実りでもありません。そう
した方法を使うときには、本来夫婦の一体性に仕えるものであ
るべき医療行為は、生殖をもたらす役割を夫婦に代わって果た
してしまうことになります。それは、夫婦と生まれてくる子ど
もの尊厳とその譲りえない権利に反することになります」[62]。

婚姻関係
における
配偶者間授精

25. 自然な受胎の障害を除去するための介入[63]、または自然な
営みを促すこと、あるいは自然な営みが通常どおりに行われて、

---

[62] 教皇庁教理省指針『生命のはじまりに関する教書』第2章 Ⅱ 7 (*AAS* 80 [1988], 96)。

[63] 教皇庁教理省指針『人格の尊厳』13 (*AAS* 100 [2008], 866)参照。この種の症例の例としては、生殖腺を原因とする不妊に対するホルモン治療、子宮内膜症の外科的治療、卵管閉塞の除去、卵管の開存性を回復させる顕微鏡手術などが挙げられます。

自然な結果をもたらすことのみを目的とする介入は、明らかに正当な行為です。それは、婚姻関係において、夫の精液を使用した配偶者間人工授精についても、通常の夫婦行為を通じて達成され、夫婦行為と受胎との間の時間的連続性を尊重する場合には正当であると考えられます[64]。

26.　不当なものとしては、配偶者間体外受精・胚移植の技術が挙げられます。このような方法では、受胎が母体内では行われないで、技師の作業を通じて母体外の試験管内で行われます。そこではこの技師たちが、受胎についての条件を定め、受胎をもたらす決定をくだしているのです[65]。

　　体外受精とはまさに肉体を介さない技術であり、夫婦の性行為つまり「同時に肉体的であり精神的霊的でもある不可分の」行為を分断し、同時に本来生殖へと方向づけられている夫婦行為と技術的な受精が別々な行為として分断されているのです[66]。このような生殖は、「夫婦の結合という特定の行為の表現や実りとしてもたらされるわけではなく、また積極的に望まれたわけでもなく」[67]、技術的な介入の「結果」になってしまいます。これは、人間の誕生を特徴づける「たまもの」の論理ではなく、物体や技術的効果に固有の表現である「生産」と「所有」の論理に支配されることになります。この場合、子どもは愛による「たまもの」としてではなく、研究室による「成果」として誕生

配偶者間
体外受精・
胚移植の否定

64　教皇庁教理省指針『人格の尊厳』12 (*AAS* 100 [2008], 866) 参照。
65　「体外受精は、夫婦の体の外で第三者の手によって行われ、その成功いかんは第三者の能力と技術にかかっている。このような方法は、受精卵の生命とアイデンティティーを医師と生物学者の手にゆだね、人間の生命のはじまりと運命を科学技術の支配下に置くものである」(教皇庁教理省指針『生命のはじまりに関する教書』第2章 II 5 [*AAS* 80 (1988), 93])。
66　教皇庁教理省指針『生命のはじまりに関する教書』第2章 II 4 (*AAS* 80 [1988], 91, 92-94)。「多様な体外受精一般と同様に、ICSI［卵細胞質内精子注入法］も本質的に許されません。それは生殖と夫婦行為を完全に切り離します」(教皇庁教理省指針『人格の尊厳』17 [*AAS* 100 (2008), 870])。
67　教皇庁教理省指針『人格の尊厳』17 (*AAS* 100 [2008], 870)。

することになります[68]。

　このような場合には、もはや、人間は「いのちを神からの輝かしいたまものとして、すなわち、自らの責任および思いやりに満ちた世話と『畏敬』にゆだねられた、『神聖な』ものとみることはありません。いのち自体は単なる「物」となり、人間はいのちを自分だけの所有物、自分で完全に制御し操作してもかまわないものだと主張します[69]。

子どもを望む
ことと
子どもをもつ
権利のちがい

27.　夫婦が子どもを誠実にまた強くのぞんでいるとしても、だからといって人間の誕生の真のあり方と新しく生まれる人間の尊厳に反するような技術を用いることは正当化されるものではありません[70]。

　子どもを欲しいという思いが、子どもをもつ権利を生じさせるわけではありません。子どもはひとりの人格であり、「主体」としての尊厳を有しています。したがって、子どもは、だれかの権利の「対象」として欲されることはできません。むしろ、子ども自身が権利をもつ主体なのです。ひとりの人格として十分に尊重されながら、子どもは身ごもられる権利をもっているのです[71]。

68　教皇庁教理省指針『生命のはじまりに関する教書』第2章（*AAS* 80 [1988], 85-86, 91-92, 96-97）参照。「実際、人間の誕生は、互いに与え合う行為の結果である。受胎される者は、両親の愛の実りであるべきであり、医療技術あるいは生物学的技術による介入の結果として望まれ、受胎されるべきではない。そうすることは、子供を科学技術の応用の対象にしてしまうことに等しい。どれだけコントロールや支配がうまくできたかによって技術的効率を図るような状況のもとで子供を誕生させることは許されないのである」（教皇庁教理省指針『生命のはじまりに関する教書』第2章 II 4c [*AAS* 80 (1988), 92]）。

69　教皇ヨハネ・パウロ二世回勅『いのちの福音』22（*AAS* 87 [1995], 425）。

70　教皇庁教理省指針『生命のはじまりに関する教書』第2章 II 5（*AAS* 80 [1988], 93）参照。

71　教皇庁教理省指針『生命のはじまりに関する教書』第2章 II 8（*AAS* 80 [1988], 97）参照。「子供は負い目ではなく、たまものです。『結婚のかけがえのないたまもの』は一人の人格です。子供を一個の所有物とみなすことはできません。『子供への権利』という考え方は、子供を所有物とみなすことにつながってきます。この分野では、子供だけが真の権利、すなわち、『両親の夫婦としての愛の営みの実り

28. 　人格の尊厳と受胎の尊厳に本質的に反するような上記の理由のほかに、体外受精の技術的な実施方法が引き起こしている状況や結果もまた、それを道徳的に許容しえない要因となっています。

　体外受精は、実際、数多くの受精卵（ヒト胚）の滅失を伴います。胚の滅失の一部は技法自体によって生じるものです。ひとりの子どもを誕生させるため、実際に移植される胚のおよそ80%が失われてしまう事実を許容してしまっています。また、遺伝的欠陥をもっている胚は、直接に廃棄されています[72]。そして、多胎妊娠が生じた場合は、余分な胚や胎児によるリスクを抑えるためという理由で、ひとつあるいは複数の胚や胎児が直接破壊される可能性があります[73]。このように受精から誕生までの間に人間存在を直接破壊することはすべて、実際の人工妊娠中絶と同じ特性を有しているのです。

　上述した人工的体外受精の実施方法が引き起こしている状況や結果は、この技術的手法自体がすでに道徳的に違法ですが、それをより悪質なものとする原因となっているのです。

29. 　非配偶者間の体外受精は、婚姻関係から切り離された親子関係を生みだしてしまうという点から倫理的に否定されます。

体外受精の技術から派生する新たな脅威

非配偶者間の体外受精の否定

として生まれる権利、また受胎のときから人間として尊重される権利』を持っているのです」（『カトリック教会のカテキズム』2378）。「確かに、配偶者間の体外受精は、非配偶者間のそれと比べればそれほど倫理的に否定的な面を持っているわけではない。それは前者の場合において、子供を産み育てる場は家庭であるからである。しかし、前に見た結婚の二つの成果と人間の尊厳に関する従来の教えに従って、教会は今も、配偶者間の体外受精に対して倫理的立場から反対する。このような受胎のあり方は、たとえ受精卵の死を避けるためにあらゆる注意が払われたとしても、その方法自体が不法であり、夫婦の一体性と生殖の尊厳に反するものである。なお、体外受精による人間の受胎方法は認められないけれども、生まれてくるすべての子供は神からのたまものとして受け入れられるべきであり、愛のうちに育てられるべきである」（教皇庁教理省指針『生命のはじまりに関する教書』第2章 II 5 [AAS 80 (1988), 97]）。

72　教皇庁教理省指針『人格の尊厳』15および22（AAS 100 [2008], 867, 873）。
73　教皇庁教理省指針『人格の尊厳』21（AAS 100 [2008], 872）。

第三者の（すなわち、夫または妻のものではない）配偶子を利用することは、結婚の絆（一体性）と夫婦の忠誠に反するものであり、配偶者ふたりを通じて、身ごもられ生まれてくるという子どもの権利を侵害するものです。それでもなお、このような生殖法を受け入れようとするのは、「『どんな犠牲を払ってでも』子どもが欲しいと望み、あるいはその意向を表すからにすぎず、他者を完全に受け入れるからでも、子どもをとおして示されるいのちの豊かさに心を開くからでもありません」[74]。

　　事実、このような技術は、夫婦ふたりの父性と母性というそれぞれの共通で一致した召命、すなわち「ふたりが互いを通してのみ父となり母となる」という本来の使命を無視することになります。また、「遺伝学上の親であることと子どもを身ごもった親であること、また養育する責任との間に分裂」をもたらします[75]。このことは、家族だけでなく、社会にも影響を与えます。このような技術が商品化されること、また配偶子が優生学的に選別されることも、この方法を容認できない理由として挙げられます。

未婚者または同棲する男女を対象とする体外受精の否定

30.　同じ理由に加えて、さらに結婚の絆が存在していないという重大な理由によって、未婚者や同棲する男女を対象とする体外受精も道徳的に認めることはできません[76]。「こうして、人間の性がもつ本来の重要さは歪曲され、裏切られます。夫婦行為の本質である性交と出産の二つの意味は、人為的に引き離されるのです。このように、結婚の結びつきは裏切られ、子どもを産むかどうかは夫婦の気まぐれに左右されるものとなります」[77]。

74　教皇ヨハネ・パウロ二世回勅『いのちの福音』23（*AAS* 87 [1995], 427）。
75　教皇庁教理省指針『生命のはじまりに関する教書』第2章 I 1,2（*AAS* 80 [1988], 87-89）。
76　教皇庁教理省指針『生命のはじまりに関する教書』第2章 I 2（*AAS* 80 [1988], 88）参照。
77　教皇ヨハネ・パウロ二世回勅『いのちの福音』23（*AAS* 87 [1995], 427）。

　同じ理由により、死後の人工授精、すなわち死去した夫から生前に採取し、保存していた精液を使用する授精も、生殖の本来のあり方と生まれてくる子どもの尊厳に反します。

死後の人工授精
の否定

31.　代理母も同じく、女性の尊厳に反し、結婚の絆（一体性）および人間の生殖の尊厳に反するものです。ある女性の子宮に遺伝子学的に異質な胚を移植すること、また、生まれてくる子どもを依頼主に渡すことを約束させて身ごもらせることは、母性そのものの意味を断片化し破壊することになります。それは妊娠を単なる孵化や培養のようにとらえてしまうことであり、子どもの尊厳を尊重しないこと、また「結婚している両親によって受胎され、この世に生まれ、育てられる権利」[78]を尊重しないことになります。

代理母の否定

32.　このような方法を用いて子どもをもうけることは承認できないとしても、「生まれてくるすべての子供は、神からのたまものとして受け入れられるべきであり、愛のうちに育てられるべきです」[79]。

神の恵みとして
いのちを
受け入れること

出生前診断と着床前診断

33.　子宮内のいのちについて、ますます多くのことが解ってきて、またそのいのちに関わっていく新しい手法が発展してきました。そうして出生前のいのちを対象とした早期の診断が可能となり、必要な時にまた効果的に治療介入ができるようになってきました。しかし、出生前診断には、倫理的問題がある場合があります。それは診断そのものにともなうリスクと、なぜそ

出生前診断の
倫理的問題

78　教皇庁教理省指針『生命のはじまりに関する教書』第2章 I 1 (*AAS* 80 [1988], 87)。

79　教皇庁教理省指針『生命のはじまりに関する教書』第2章 II 5 (*AAS* 80 [1988], 92-93)。

れを必要とするかという診断の目的に関することです。

リスク評価　34.　診断にともなうリスクとは、胎内の子どものいのちや身体を傷つけてしまう危険のことであり、母親に与える危険に関しては、さまざまな診断の技法と、それにともなうリスクの度合いによって異なります。

したがって、ある診断手順によって生じる可能性のある悪影響については、慎重に評価する必要があります。「診断の目的の誠実さと実質的に無害であることを十分に保証することができない診断方法を避ける」必要があります[80]。またある程度のリスクを負わなければならない場合でも、診断を行なう妥当な症状が見られなければならず、診断を評価協議する際に、その症状が検証される必要があります[81]。

認められる
出生前診断：
相応のリスク　したがって、「このような診断は、適切な情報を提供された両親の同意があり、用いられる方法が、過度の（不つり合いな）リスクをおかさず、胎児と母親のいのちとその完全性を保障するのであれば認められます」[82]。

自然道徳律と
出生前診断　35.　出生前診断を依頼し実施することができる目的とは、常に子どもと母親の利益に向けられていなければなりません。それは治療が可能かどうかを探ることを目的とするものであり、胎児の奇形を疑って不安になり、中絶という道を検討しなければならないかもしれないという誘惑を受けている妊娠中の女性たちに、身の安全保証と心の平安を与えることをめざすものです。

80　教皇ヨハネ・パウロ二世『「いのちのための運動」会議参加者に向けたメッセージ (Discorso ai partecipanti al Convegno del «Movimento per la vita »)』（1982年12月3日）4 (Insegnamenti V/3 [1982], 1512)。

81　教皇ヨハネ・パウロ二世回勅『いのちの福音』63 (AAS 87 [1995], 473)参照、教皇ヨハネ・パウロ二世『「いのちのための運動」会議参加者に向けたメッセージ』（1982年12月3日）4 (Insegnamenti V/3 [1982], 1512)。

82　教皇庁教理省指針『生命のはじまりに関する教書』第1章2 (AAS 80 [1988], 79)。

また、望ましくない結果が得られた場合には、両親が、ハンディキャップをかかえるいのちをふさわしく迎える準備をすることが目的とされているべきです。

出生前診断は、「結果によっては中絶する意図をもって行うのであれば、道徳律に対する重大な背反となります。異常や遺伝病の存在を示す診断は、死刑の宣告となってはなりません」[83]。

また行政や研究機関が出生前診断と中絶とを直接に結びつけるような指示や計画を出すことも許されません。医療専門医が、診断を求めたりまたその結果を伝える際に、出生前診断と中絶を意図的に結びつけたり、中絶の可能性を示すのであれば、共犯の責任を負うことになります[84]。

**出生前診断と
中絶を
結びつけること**

36. 着床前（遺伝子）診断は、出生前診断の一形態です。この診断は、体外受精の場合に、試験管内でつくられた受精卵の遺伝子診断を実施することです。これは、受精卵を子宮に移植する前に、遺伝子欠陥のない受精卵、あるいは望ましい特性をもっている受精卵を利用することを目的としています[85]。結局、着床前診断は、優生学的な思想にもとづいており、さまざまな疾

**着床前診断と
優生思想**

---

83 教皇庁教理省指針『生命のはじまりに関する教書』第1章2（*AAS* 80 [1988], 79-80)。「子宮内の胎児に必要な医学上の処置を特定する目的であれば、胎児診断を行うことには道徳的な問題はありません。それでも、胎児診断もまたしばしば、人工妊娠中絶へと進ませ、それを実施させる機会となっています。これは、（心情的には世論が正当としている）優生学上の人工妊娠中絶です。（「治療上の介入」が必要だとする要求に矛盾しないと、間違ってとらえられているのですが）優生学上の人工妊娠中絶は、ある条件のもとにのみ生命を受け入れ、何らかの障がいやハンディキャップ、あるいは疾患を被っている場合には生命を排斥します」（教皇ヨハネ・パウロ二世回勅『いのちの福音』14 [*AAS* 87 (1995), 416]）。

84 教皇庁教理省指針『生命のはじまりに関する教書』第1章2（*AAS* 80 [1988], 79-80)。

85 現在では、遺伝子異常や染色体異常を有する胚を単純に排除することの他にも、着床前診断が応用される状況が増加しています。例えば、特に閉経後の女性における「体外受精と胚移植」成功率の向上を目的とした異数性胚の排除が挙げられます。また性別を理由とした胚の選択、あるいはすでに出生している患者との適合性にもとづく臍帯幹細胞や骨髄の将来的な提供者としての胚の選定も、その一例です。

患をもつ子どもの誕生を防止するために、選択的中絶を正当化しようとしているのです。

　このような考え方は、人間の尊厳を損なうもの、また「恥ずべき態度であり、絶対的に非難されるべきです。それは、人間のいのちの価値を、『正常性』と身体的に満足のいく状態という要素においてだけ量ろうとし、こうして生まれたばかりの子どもを殺害することやさらには安楽死を合法化することへの道を開くことになるからです」[86]。このような診断の実施は、つまり「事実上、胚の質的選別とその結果としての胚の破壊を目指しており、早期の人工妊娠中絶とみなされます」[87]。

胚と卵母細胞の凍結

胚の凍結保存の否定

37.　試験管内で生殖させる技法においては、多くの場合、結果を得るまでに試行をくりかえす必要があります。そのために、一回の施術によって女性から多くの卵母細胞を採取し、複数の胚を得ようとします。そして、すぐに移植されない受精卵を、次の施術に使用することができるように凍結します。「凍結保存はヒト胚の尊重義務と相いれません。凍結保存は胚の体外での作製を前提とします。凍結保存は、胚を、死亡するか身体の統合性が傷つく深刻な危険にさらします。凍結と解凍の操作により胚が生存できない率が高いためです。凍結保存は、少なくとも一時的に母親から胚を受け入れ受胎させる機会を奪います。凍結保存は、胚がさらなる傷害と操作を受ける機会を生み出します」[88]。

解決不可能な不正

　数えきれないほどの凍結胚が存在しており、その多くが行先のない「孤児」となってしまう運命にあります。予定されていた保存期間が過ぎたこのような凍結胚をどのように取り扱う

86　教皇庁教理省指針『人格の尊厳』22 (*AAS* 100 [2008], 873-874)。
87　教皇庁教理省指針『人格の尊厳』22 (*AAS* 100 [2008], 873)。
88　教皇庁教理省指針『人格の尊厳』18 (*AAS* 100 [2008], 870)。

べきかという問題が生じています。それらを研究目的または治療目的のために用いることはできません。なぜなら、それは凍結胚を破壊することを意味するからです。出生前の養子縁組を推進していくという案は、「人間のいのちを尊重し保護するという意図においては称賛に値するものです」。しかし、医学的、心理学的、また法律上の多くの問題を抱えることになります[89]。それらの問題は、非配偶者間での体外受精や代理母の場合に指摘されているものと同じものです。「結局のところ、見捨てられた状態に置かれた何百万もの胚は、事実上、解決不可能な不正の状態を明示していることを認めなければなりません」[90]。したがってまず、受精卵を凍結する行為をすぐにやめさせなければなりません。

38.　胚の凍結保存によって生じる深刻な倫理的問題を回避するために、卵母細胞を凍結する技術の進歩の方に目が向けられています。卵母細胞の凍結保存は、体外受精を目的とする場合は受け入れることができません。それは卵母細胞に対して抗がん治療が施される場合に、卵母細胞が害される可能性があるので、そうした治療から卵母細胞を保護するという理由があるとしても許容することはできません。　　**卵母細胞の凍結保存の否定**

　　卵母細胞に害を与える可能性がある治療の後に、受胎能力の回復を目的として、同所性自家移植のために卵巣組織を保存する場合は、異なる問題となります。このような行為には、道徳的な問題は生じないと思われます。　　**卵巣組織の保存**

人間の生殖における新たな試み

39.　今日、体外受精の諸技術は、多様な試みやプロジェクトに道を開く可能性があります。たとえば、人間の配偶子と動物の　　**胚の尊厳に反するその他の試み**

89　教皇庁教理省指針『人格の尊厳』19 (*AAS* 100 [2008], 871)。
90　教皇庁教理省指針『人格の尊厳』19 (*AAS* 100 [2008], 871)。

配偶子を交配させること、動物の子宮や人工子宮の中で人間の受精卵を培養すること、また、双胎分裂やクローニング、単為生殖または他の同様の技術による人間の無性生殖などです。このような手法は、人間の尊厳と胚の尊厳、そして生殖の尊厳に反するものであり、したがって道徳的に非難されるものと考えるべきです[91]。

　特に生殖を目的としたクローニングについては、「本質的に許されません。体外受精の技術の非倫理的性格を極限まで示すヒトクローニングは、夫婦が相互に与え合う行為とのいかなるつながりもなしに、さらにもっと徹底したかたちで、いかなる性とのつながりもなしに、新たに人間を生み出そうとする」[92]ものであると考えなければなりません。

　「倫理的観点から見てより深刻に問題なのは、いわゆる治療目的クローニングです。たとえ病者を助ける意図のもとであっても、破壊するために胚を作製することは人間の尊厳とまったく相いれません。それは、胚の段階においてであっても、人間の存在を、単に使用され破壊される手段とするからです。治療のために人間のいのちを犠牲にすることはきわめて不道徳です」[93]。

　いわゆるハイブリッドクローニング、すなわち動物の卵母細胞を人間の体細胞に再プログラミングする技法は、「人間の尊厳を侵害します。それは、ヒト固有のアイデンティティを脅かしうる、動物遺伝子とヒト遺伝子の混合だからです」[94]。

91　教皇庁教理省指針『生命のはじまりに関する教書』第2章 II 7 (*AAS* 80 [1988], 95-96) 参照。
92　教皇庁教理省指針『人格の尊厳』28 (*AAS* 100 [2008], 879)。
93　教皇庁教理省指針『人格の尊厳』30 (*AAS* 100 [2008], 879)。
94　教皇庁教理省指針『人格の尊厳』33 (*AAS* 100 [2008], 882)。

II

生

新たな
個としての
人間のはじまり

40. 「いのちは、卵子が受精した瞬間にはじまります。このいのちは、父のものでも母のものでもなく、固有の目的に従って自ら成長する新しい人間のいのちです。もし、その瞬間に人間ではないとすれば、決して人間となることはありません。(中略) 受精した瞬間から、人間のいのちの冒険が始まるのであり、その各能力が配備され、活動することができるようになるまでには、かなり長い時が必要です」[95]。

受精卵は
人格としての
本性をもつ

ヒト生物学の知見によって、「受精によって生じた接合子において、新しい個人の生物学上のアイデンティティーはすでに形成されている」ことが確認されています[96]。それは、自律し、本質的な意味で限定され、段階的に継続して自己実現する存在がもつ、真の個性です。

そのため、「初期胚」を、人間となる以前のいのちの段階ないし状態と解するならば、それは間違いであり、誤解です。「出生前も出生後も含む生命の過程全体を通じた人間の現実は、本性の変化や道徳的価値の段階を認めることを許しません。なぜなら、それは完全に人間的・倫理的な身分を有するからです。それゆえ、ヒト胚は初めから人格に固有の尊厳を備えています」[97]。物質的な次元だけに還元することのできない人間の霊魂は、ただ神のみに由来するものです。神から直接創造され、人間の一体性の原理[98]であるという意味で、霊魂は人間に刻み込まれた永遠性の萌芽です[99]。「いのちについて説き明かすこの驚くべき

95　教皇庁教理省『堕胎に関する宣言 (*Dichiarazione sull'aborto procurato*)』(1974年11月18日) 12-13 (*AAS* 66 [1974], 738)。

96　教皇庁教理省指針『生命のはじまりに関する教書』第1章1 (*AAS* 80 [1988], 78)。

97　教皇庁教理省指針『人格の尊厳』5 (*AAS* 100 [2008], 862)。

98　第二バチカン公会議『現代世界憲章』14参照。「霊的で不滅の魂は、人間の一体性の原理です。それによって、人間は全体として、肉体と魂が一つになっている人格として存在します」(教皇ヨハネ・パウロ二世回勅『真理の輝き』48 [*AAS* 85 (1993), 1172])。

99　『カトリック教会のカテキズム』33参照。「精神的霊魂の存在を経験的に観察することはできませんが、ヒト胚についての科学の結論そのものが次のことを示唆しま

プロセスのどの瞬間でさえも、創造主の知恵と愛情あふれるわ
ざから切り離され、人間を勝手な行動のとりこにするなどとは
考えられてはいません」[100]。

41.　出生前のいのちは、いかなる生育段階にあろうと、完全に
人間のいのちです。したがって、生まれる前のいのちに対して
も、すべての人間に向けられるべきものと同じ尊重、保護、配
慮が向けられるはずです。

　　すべてのソーシャルワーカーと保健医療従事者、特に産科
部門において職務にあたる者は、「子どもが、順調に生育し、無
事に誕生できるように、母親の胎内で展開していくこの驚くべ
き神秘的な誕生のプロセスを注意深く見守らなければなりませ
ん」[101]。

生まれる前の
いのちに対する
慎重な配慮

42.　子どもの出生は、受精にはじまる生育過程の中でも重要で
意義深い瞬間です。子どもはこの瞬間から、母親から生理学的
に独立して生き、外の世界と新しい関係を築くことができるよ
うになるからです。

　　早産の場合、このような独立性には完全に達していないこ
ともあります。そのような場合、保健医療従事者には、新生児
を支援し、生き続けることができるように適切な治療を行う義
務があります。新生児が生存できない場合でも、いのちの終わ
りまで寄り添わなければなりません。

受胎から
生理学的な
自律への移行

す。『理性にもとづいて考えるならば、われわれは、人間の生命が初めに現れた瞬
間から、そこに一つの人格の存在を見いだすことができる。ヒトの個体であるもの
が人格的存在でないということがありうるのだろうか」（教皇庁教理省指針『人
格の尊厳』5 [AAS 100 (2008), 862]）。

100　教皇ヨハネ・パウロ二世回勅『いのちの福音』44 (AAS 87 [1995], 450)。
101　教皇ヨハネ・パウロ二世『産科医学会の参加者に向けたメッセージ (Discorso
　　alle partecipanti ad un Convegno per ostetriche)』(1980年1月26日) 1 (AAS 72
　　[1980], 84)。

いのちの 危険にある場合 の洗礼	43.　新生児のいのちが危険にさらされている場合、保健医療従事者は、教会から委ねられた福音宣教の使命に参与し（マタイによる福音書28:19、マルコによる福音書16:15-16参照）、所定の条件に従って、洗礼を授けることができます[102]。
人間がもつ 特別な尊厳	44.　すべての人間は、尊重され、保護され、配慮されなければなりません。「なぜなら、すべての人は、自らのうちに消し去ることのできないしかたで自らの尊厳と価値を刻まれているからです」[103]。実際、人間はこの地球上で、神ご自身が自ら望んで創造した唯一の被造物です。人間の全存在が、創造主の似姿を帯びているのです。したがって、人間のいのちは、初めから「『神の創造のわざ』の結果であり、また、その唯一の目標である創造主と永久に特別な関係を保ち続ける」[104]ため、神聖なものです。ですから、すべての人間は、その初めから、人格としての固有の尊厳と価値をもっています[105]。
肉体的な いのちと 霊的ないのち	45.　人間のいのち、すなわち肉体と霊的なものは、切り離すことができない、同時にあるものです。「人間の肉体は、本質的に霊魂と一体であるので、単に組織や臓器や機能の結合したものとして考えたりすることはできないし、動物の体と同じようにとらえたりすることもできません。むしろ、人間の肉体は人格の構成要素であり、人格はその肉体をとおして自らを表現するのです」[106]。
人格の 表現としての 肉体	46.　人格の表現である肉体は、倫理的に中立ではなく、むしろ

102　教会法第861条2項参照。
103　教皇庁教理省指針『人格の尊厳』6（*AAS* 100 [2008], 862）。
104　教皇庁教理省指針『生命のはじまりに関する教書』序文5（*AAS* 80 [1988], 76-77）。
105　教皇庁教理省指針『人格の尊厳』5（*AAS* 100 [2008], 861-862）参照。
106　教皇庁教理省指針『生命のはじまりに関する教書』序文3（*AAS* 80 [1988], 74）。

行為のために指示し命令するという道徳的な特徴を帯びています[107]。人間の肉体は、固有の人格的実体であり、他者や神、世界と関わっていくしるし、場なのです[108]。

　肉体には、固有の法と価値があり、人間はそれを段階的に解明し、利用し、整理していかなければなりません。肉体を無視して、主観的な感情や欲望を道徳の唯一の判断基準や源泉とすることはできません。

意のままに扱うことのできない、不可侵なものであるいのち

47.　「人格の不可侵性は、神の絶対的な不可侵性の反映であり、人間のいのちの不可侵性のなかに、その第一の根本的な表現を見ることができます」[109]。「『何ということをしたのか』（創世記4:10）という問いは、カインが弟アベルを殺害した後に、神が彼に投げかけたものですが、これはすべての人の経験を説き明かします。つまり、良心の深みにおいて、人間はつねにいのち（自分自身のであれ他の人々のであれ）が不可侵であることに気づかされるのです。いのちは、人間に属するものではない何ものかとして気づかされます。それは、創造主であり父である神

肉体は
神に属する

107　「人間が『統一された全体』として自己実現を達成しうるのは、自分の真の本性に従うときだけである。この本性は肉体的であると同時に霊的なものである。人間の肉体は、本質的に霊魂と一体であるがゆえに、単に組織や臓器や機能の結合したものとして考えたりすることはできず、動物の体と同じようにとらえたりすることもできない。むしろ、人間の肉体は人格の構成要素であり、人格はその肉体をとおして自らを表現するものである。人間の肉体的・霊的本性から導き出される目的、権利および義務は、自然の道徳律によって表され、定められる。むしろそれは人間が理性にもとづいて見いだすものであり、人間はそれに従って自分で自分の生活と行動を導き律し、とくにそれに従って自らの体を扱うよう創造主である神から召されているのである」（教皇庁教理省指針『生命のはじまりに関する教書』序文3［AAS 80 (1988), 74]）。教皇パウロ六世回勅『フマーネ・ヴィテ』10（AAS 60［1968], 487）参照。

108　教皇ヨハネ・パウロ二世回勅『いのちの福音』23（AAS 87［1995], 426）参照。

109　教皇ヨハネ・パウロ二世使徒的勧告『信徒の召命と使命』38（AAS 81［1989], 462-463）。

の手に属するものであり、たまものだからです」[110]。

　霊魂と不可分である肉体は、人格の固有の尊厳、人間的な価値を共有しています。肉体は主体であり、対象ではありません。そうした存在として、肉体を自分の意のままに扱うことはできません。これは不可侵なものです[111]。自らが所有するものとして思うままに肉体を利用することも、主人や支配者として物や道具のように扱うこともできません。

　肉体に対するあらゆる不正な処置は、人格の尊厳に対する侵害、ひいては肉体の唯一にして絶対的な主である神に対する攻撃となります。「人間は、自分のいのちの主人ではありません。その使用権を与えられたのです。人間はいのちの所有者ではなく、管理者です。神だけがいのちの主なのです」[112]。

48.　いのちが神のものであり、人間のものではないという事実は、いのちに神聖な特徴を与え、深い尊敬をもって関わるように促します。「人間のいのちが神聖であるのは、それが初めから『神の創造のわざ』の結果であり、また、その唯一の目標である創造主と永久に特別な関係を保ち続けるからです。神のみが、いのちの初めから終わりまでの主なのです。たとえどんな状況にあったとしても、罪のない人間を意図的に破壊する権利を主張することは、だれにもできません」[113]。

　医療や健康に関わる活動は、特に、いのちのこのような神

110　教皇ヨハネ・パウロ二世回勅『いのちの福音』40 (*AAS* 87 [1995], 445)。

111　「人間の肉体は、『神の似姿』の尊厳にあずかります。それが人間の肉体であるのは、まさに、霊魂によって生かされているからです。人間の全体がキリストのからだに結ばれ、聖霊の神殿となるように召されています」(『カトリック教会のカテキズム』364)。

112　教皇ヨハネ・パウロ二世『「いのちのための運動」会議参加者に向けたメッセージ (*Discorso ai partecipanti ad un Convegno del «Movimento per la vita »*)』(1985年10月12日) 2 (*AAS* 78 [1986], 265)。

113　教皇庁教理省指針『生命のはじまりに関する教書』序文5 (*AAS* 80 [1988], 76-77)。

聖性に奉仕し、それを保護するものです。この活動は、いのち
を道具としてではなく、それ自体が善であるいのちの価値を守
ることです[114]。「人間のいのちは、神に由来します。神のいのち
の息吹を受けた、神からのたまもの、神のかたどり、神の刻印
です。それゆえ、神は人間のいのちの唯一の主です。人間は、
自分の意のままにいのちを扱うことはできないのです」[115]。

49. このことは、生命医療技術が侵襲的なものとして発展し、
人間のいのちに対する行き過ぎた操作の危険が増している時代
にあっては、特に強調して宣言され、細心の注意をもって受け
とめられるべきです。技術そのものが問題なのではありません。
このような技術が倫理的に中立であるとされていることが問題
なのです。技術的に可能なことすべてが、道徳的にも許されて
いると考えてはなりません。

　技術的に可能なことであっても、倫理的な正当性が問われ
なければなりません。倫理的な正当性は、その技術が人間本来
のあり方と両立するか、つまり技術を用いる際に、人格の尊厳
が保護され、尊重されるか否かによって決まります[116]。

**技術的な可能性
と倫理的な
正当性**

50. 科学や技術は日々進化していますが、「それ自体では、存在
の意味や人間にとっての進歩の意味を示すことはできません。科

**人類の叡智と
結びついた科学**

---

114 「科学者や医師は、自らがいのちの主人であると考えてはなりません。むしろ、
　いのちの専門家、寛大な奉仕者であると考えるべきです」(教皇ヨハネ・パウロ
　二世『教皇庁立科学アカデミーに向けたメッセージ [*Discorso alla Pontificia
　Accademia delle Scienze*]』[1985年10月21日] 3 [*AAS* 78 (1986), 277])。

115 教皇ヨハネ・パウロ二世回勅『いのちの福音』39 (*AAS* 87 [1995], 444)。

116 教皇ヨハネ・パウロ二世『「いのちのための運動」会議参加者に向けたメッセー
　ジ』(1985年10月12日) 5 (*AAS* 78 [1986], 267)、同『教皇庁立科学アカデミー
　会合参加者に向けたメッセージ (*Discorso ai partecipanti a un Convegno della
　Pontificia Accademia delle Scienze*)』(1982年10月23日) 2 (*AAS* 75 [1983],
　36)、同『「新しい希望」国際財団会合参加者に向けたメッセージ (*Discorso ai
　partecipanti al Colloquio della Fondazione Internazionale «Nova Spes »*)』(1987
　年11月9日) 2 (*AAS* 80 [1988], 627)。

学技術は人間のためのものであり、それを開発し、発展させるのも人間であり、科学技術の目的とその限界の認識は、人間およびその倫理的価値観に照らしてこそ得られるのです」[117]。ですから、科学は、人類の叡智と結ばれて進んでいくべきなのです[118]。

人工妊娠中絶および初期段階の いのちの破壊

人工妊娠中絶の 否定

51. 人間の人格は、受精の瞬間から不可侵なものですから、人工妊娠中絶は禁じられます。中絶は、出生前のいのちを破壊することであり、人間のいのちがもつ基本的権利を直接侵害します。「すなわち、人間の生殖によってはじまったいのちは、その存在の最初の瞬間から、その全体において、また肉体と霊魂の一体性において、人間としての存在に向けられるはずの道徳的に無条件の尊重が保障されなければなりません。『人間は、受精の瞬間から人格として尊重され、扱われるべきです。そして、その同じ瞬間から人格としての権利、人間だれもがもっているいのちに対する不可侵の権利が認められなければならない』のです」[119]。

したがって、初期段階にあるいのちを意図的に破壊することは、「厭うべき犯罪」[120]です。「直接的な妊娠中絶は、つまり目的として意図された人工妊娠中絶であろうと、手段としてのそれであろうと、罪のない人を意図的に殺害することなので、つねに重大な道徳上の不秩序をなすのです。（中略）どのような環境であれ、どのような目的であれ、いかなる法律であって

---

117 教皇庁教理省指針『生命のはじまりに関する教書』序文2C (*AAS* 80 [1988], 73)。

118 教皇庁教理省指針『人格の尊厳』10 (*AAS* 100 [2008], 864) 参照。

119 教皇ヨハネ・パウロ二世回勅『いのちの福音』60 (*AAS* 87 [1995], 469)。

120 第二バチカン公会議『現代世界憲章』51、教皇パウロ六世『イタリア・カトリック法律家連合第二十三回全国大会参加者に向けたメッセージ (*Discorso ai partecipanti al XXIII Convegno nazionale dell'Unione Giuristi Cattolici Italiani*)』(1972年12月9日) (*AAS* 64 [1972], 776-779) 参照。

も、本質的に不正な行為を正当だとすることはできません。それは、すべての人の心に書き記されている神の法、理性そのものによって知られうる神の法、教会が宣言する神の法に反するからです」[121]。

望まれていない胎児のいのちを剥奪する行為が蔓延しています。公的資金が投入されていますし、妊娠の中断を非刑罰化または合法化する許容的な法制度によって、中絶は容易になっています[122]。これらのすべては、多くの人が、もはや生まれようとしているいのちに対して何の責任も感じなくなり、中絶はありふれたものとなり、その道徳的な重大性が覆い隠されるという致命的な事態を招いています[123]。

中絶推進文化の
否定

121　教皇ヨハネ・パウロ二世回勅『いのちの福音』62（*AAS* 87［1995］, 472）。

122　「教会が優先的に気遣おうとするこうした弱者には、出生前の子どもも含まれています。出生前の子どもは、もっとも無防備で汚れのない存在です。今日、自分の望むようにその子らを扱うために、その人間としての尊厳が否定されようとしています。そのいのちを奪い、その行為をだれも阻止しえなくする法の制定を推進しているのです。出生前のいのちを守ろうとする教会の姿勢は、しばしば無遠慮に愚弄されています。イデオロギー的、蒙昧主義的、保守的な立場だといわれるのです。しかし、出生前のいのちの保護は、あらゆる人権の擁護と密接につながっています。それは、人間存在は、あらゆる状況、そして、成長の各段階において、つねに神聖かつ不可侵なものであるという確信を前提としています。人は、それ自体が目的であって、他の障害の解決のための手段となることは決してありません。こうした確信が失われれば、人権擁護のための確たる不変の基盤は維持できなくなり、人権は時の権力の都合に左右されることになります」（教皇フランシスコ使徒的勧告『福音の喜び』213）。教皇ヨハネ・パウロ二世『「いのちのための運動」会議参加者に向けたメッセージ』（1985年10月12日）3（*AAS* 78［1986］, 266）参照。

123　「残念なことに、このような憂慮すべき状態は、衰えるどころか拡大する傾向にあります。科学的、工業技術的な発展が切り開いた新しい展望のもとに、人間の尊厳に対するこれまでなかったような攻撃が目立ち始めています。同時に、新しい文化の思潮が進展し、確固たる地歩を築きつつあります。そこに生じる生命に対する犯罪には、今までにない、はっきりいえばより邪悪な性格が認められ、これには重大な関心を向けざるをえません。世論のかなりの広がりの中で、個人の自由の権利の名のもとに、生命に対する犯罪が正当化されています。このような立場に立つ人たちの主張によれば、国家は、懲罰を免除するだけでなく、そうした行為を自由に行うことができるように公認し、保健所などの施設の助けも借りられるようにすべきだというのです」（教皇ヨハネ・パウロ二世回勅『いのちの福音』4［*AAS* 87（1995）, 404］）。『カトリック教会のカテキズム』2271参照。

52. 教会は、いのちを守るために声を大にして訴えます。特に、保護されることなく見過ごされているヒト胚や胎児のいのちのために訴えていきます[124]。

職業的使命への忠実

そこで教会は、保健や医療に従事する方々に、職業的使命に忠実であるよう呼びかけます。それは、一貫した態度を示すことによって「無理解や誤解、さらには深刻な差別を受ける危険」[125]があったとしても、いのちを破壊しようとする行為を一切許さないことです。医療および保健従事者としての使命に忠実であるならば、どの段階にあろうとも、妊娠の中断を目的とした外科的処置あるいは医薬品による処置は、すべて正当性をもちえません。

極端な状況における判断

53. 母親の健康が重大な危険にさらされている場合、深刻な社会的経済的危機にある場合、または性的暴行による妊娠など、一部の事例においては、中絶の実施を控えることが、擁護すべき重要な善に反するとみなされかねないことは理解できます[126]。

これらの困難さやこのような立場を支持する理由を無視し

---

124 「すべての人間のいのちは不可侵な価値を有するということは、理性だけをもってしても十分に認識できることですが、信仰の目をもって見れば『人類の人格的尊厳を侵すことは、神に反抗することであり、創造主を侮辱することにほかならない』といえます」(教皇フランシスコ使徒的勧告『福音の喜び』213)。

125 教皇ヨハネ・パウロ二世『イタリア・カトリック外科医師会に向けたメッセージ』(1978年12月28日)(*Insegnamenti* I [1978], 439)、教皇庁教理省『堕胎に関する宣言』24 (*AAS* 66 [1974], 744) 参照。

126 「これは、人格の価値に関するわたしたちのメッセージにおける一貫性にまさしくかかわる問題ゆえ、教会がこの問題について立場を変えることを期待すべきではありません。わたしはこのことにおいては、あくまでも誠実でありたいと思います。これは改革や『近代化』に左右されるものではありません。人間のいのちを奪うことで問題を解決しようとすることは進歩ではありません。しかしわたしたちは、中絶がその深い苦しみの手早い解決法のように思われてしまう耐えがたい状況に置かれた女性に対して、ほとんどふさわしく寄り添ってはこなかったこともまた事実です。とくに、その胎内で育っている生命が強姦の結果である場合、あるいは極度の貧困の中で生じた場合にはそうなのです」(教皇フランシスコ使徒的勧告『福音の喜び』214)。

たり、矮小化したりすることはできません。しかし、どんな理由も、たとえいのちの初期段階であっても、他の人のいのちを意のままに扱う権利を与えるものではないということは強調しておかなければなりません。罪のない人間のいのちの直接的な破壊を禁じる道徳規範に、例外は存在しません[127]。

54.　直接的な中絶は、本質的に非難されるべき行為であり、したがっていかなる形態であれ、倫理的に正当性をもちません。中絶が意図的にのぞんで行われるのではなく、母親の健康のために避けられない治療行為の結果として予見される場合には、道徳的に正当化されます。この場合、子どもの死は、それ自体直接的な中絶を目的としない行為の間接的な結果です[128]。

治療行為の結果として起こる中絶

減胎手術

55.　最近の体外受精の技術、特に母親の子宮への複数の胚の移植によって、多胎妊娠の症例数が非常に増えています。それに伴って、母親の胎内に存在する胚や胎児を直接破壊して、その数を減らす処置も行われるようになりました。

減胎手術の否定

　「倫理的観点からみて、胚の減数は意図的な選択的人工妊娠中絶です。実際それは、存在の初期段階における一人または複数の罪のない人間を意図的かつ直接的に殺害することであり、それ自体としてつねに重大な道徳上の不秩序をなします」[129]。

127　教皇ヨハネ・パウロ二世回勅『いのちの福音』57（*AAS* 87［1995］, 466）、教皇庁教理省『堕胎に関する宣言』14（*AAS* 66［1974］, 740）参照。

128　ピオ十二世『「家庭の最前線」および「大家族連盟」に向けたメッセージ（*Discorso al «Fronte della famiglia» e alle «Associazioni delle famiglie numerose»*）』（1951年11月27日）（*AAS* 43［1951］, 859）参照。

129　教皇庁教理省指針『人格の尊厳』21（*AAS* 100［2008］, 872-873）、第二バチカン公会議『現代世界憲章』51、教皇ヨハネ・パウロ二世回勅『いのちの福音』62（*AAS* 87［1995］, 472）参照。

着床妨害と緊急避妊

着床妨害の否定　56.　受精後に、母親の子宮への胚の着床を妨げることが可能な、いわゆる着床妨害の手段[130]がいくつかあります。実際には、性行為の後に必ずしも妊娠するわけではないので、この方法で常に中絶が生じるわけではありません。

　　　　妊娠とその結果としての中絶が起きていなかったとしても、受精する可能性のある胚の子宮への着床を妨げることを目的として、このような手段を指示、または実行する意図だけで、それは人工妊娠中絶と等しい行為となります[131]。

緊急避妊の否定　　　　一方、すでに着床した胚の消滅を引き起こす緊急避妊の技術[132]は、すべて直接的な中絶となります。「それゆえ、着床妨害や除胎の方法を用いることは堕胎の罪を犯すことであり、重大な不道徳です」[133]。

子宮外妊娠

子宮外妊娠における直接的な破壊処置の否定　57.　子宮外妊娠は、まれな症状ではありません。これは子宮腔以外の部位に胚が着床するものですが、それにより医療上の問題が起こるだけでなく、そこには倫理的な課題も含まれます。女性のいのちが深刻な危険にさらされ、将来の受胎能力にも影響が及びかねない一方で、通常、子宮外妊娠した胚は生存することができません。この場合でも、胚を直接破壊する処置を禁じる規範は有効ですが、女性のいのちと健康を維持することのみを目的とした処置は正当化されます。

130　最も一般的な着床妨害法として、避妊リングまたは子宮内器具（IUD）や、いわゆるモーニングアフターピルが挙げられます。

131　原則として妊娠中絶効果が確認されない場合には、破門を受けることはありません。教会法第1398条参照。

132　主な緊急避妊の手段として、RU-486ピル（ミフェプリストン、プロスタグランジン、メトトレキサート）が挙げられます。

133　教皇庁教理省指針『人格の尊厳』23（*AAS* 100［2008］, 875）。

無脳症胎児

58.　特別な事例として、無脳症胎児が挙げられます。無脳症胎児の場合、一般に脳幹は有しているものの、大脳半球が発達していません。無脳症胎児の多くが出産前に死亡し、出生後の生存例も非常に限られています。無脳症状態が確認されたとしても、中絶を実行することは許容されません。このような困難な状況にあっては、妊婦を適切に支援し、寄り添っていかなければなりません。

　　無脳症児の出生時には、緩和ケアなど通常の処置だけにとどめ、いかなる形であっても過度の処置は避けなければなりません。最終的な臓器や組織の除去は、死亡が確認された後に行うことができます。採取のために臓器を維持することだけを目的とした無脳症児の生命維持は、倫理的に正当化できません。人格を道具化し、尊厳を傷つけるからです[134]。

良心にもとづく反対

59.　人工妊娠中絶が法律によって認められている場合、保健医療従事者は、人工妊娠中絶を「丁重に、ただし断固として拒絶しなければなりません」[135]。人工妊娠中絶を原則として合法化している法律があったとしても、人は、本質的に非道徳的な法に決して従ってはなりません。

　　人のいのちの不可侵性、そしてそれを保護する神法の価値は、いかなる人間の実定法よりも優先されます[136]。人間の法律

134　アメリカ合衆国司教協議会教義委員会『無脳症児にまつわる道徳原則（*Moral Principles concerning Infants with Anencephaly*）』（《*Origins*》10［1996］276）参照。

135　教皇ヨハネ・パウロ二世『産科医学会の参加者に向けたメッセージ』（1980年1月26日）3（*AAS* 72［1980］, 86）。

136　「不正行為に加担するのを拒むのは、道徳上の義務であることにとどまらず、基本的な人権でもあります。そうでなければ、人間は本質的に、人間の尊厳とはかけ離れた行動をとるよう強いられることになります。こうして、人間の自由そのもの、

がそれに反している場合、最も優先される法つまり神法の優位を、良心にもとづき表明します。「人間に従うよりも、神に従わなくてはなりません」（使徒言行録5:29）。

**公正さと
真理の貫徹**

「神法の遵守において良心に従うことは、必ずしも常に容易なことではありません。犠牲や重荷を強いられることになりますが、その重さを無視することは適切ではありません。神法の要求に忠実であり続けるためには、ときとして英雄的精神が要求されます。それでも、人格の理に適った成長は、高潔と真理に支えられて、良心に忠実であり続けることによって達成されるものであることを強調しておかなければなりません」[137]。

刑事上の罰則規定だけでなく、「法律上、規律上、経済上、職業上の各局面においても」[138]不利な結果を与えることによって、良心にもとづいて反対をとなえることを認めようとしない企てについては、どんなものであれ重大な人権侵害として非難すべきです。

**合法と
されているが
不正な行為の
告発**

60. 正しい動機に裏付けられた保健医療従事者の良心にもとづく反対は、職業倫理への忠実のしるしであるだけでなく、罪のない無防備ないのちに対して行われている、合法とされているが不正な行為に対する社会的な告発としての崇高な意義も有します。

**決定的で
信頼できる証言**

61. 人工妊娠中絶は重大な罪であること[139]、そして法や現在主

また真なるものと善なるものへの方向づけに見いだされる真正な意味と目的は、極端なまでに危険にさらされるのです。ですから、問題となるのは、まさにそのように市民法によって承認され擁護されるべき本質的な権利なのです。この意味で、いのちに敵対する種々の行動を検討し、準備し、実行する各段階に参画するのを拒否する機会が、医師、保健医療施設、そして病院、診療所、回復期患者療養施設の責任者に保障されるべきです」（教皇ヨハネ・パウロ二世回勅『いのちの福音』74 [*AAS* 87 (1995), 488]）。

137 教皇庁教理省『堕胎に関する宣言』24 (*AAS* 66 [1974], 744)。

138 教皇ヨハネ・パウロ二世回勅『いのちの福音』74 (*AAS* 87 [1995], 488)。

139 「人工妊娠中絶はどのような手段でなされるものであれ、受精から出産へ至る人間

流となっている考え方によってこの罪を犯すことが容易となっ
ていることに鑑みて、教会は、人工妊娠中絶を実施したキリス
ト者、またはこれに公式に協力したキリスト者に対し、破門を
科すことになります。「堕胎を企てる者にして、既遂の場合は、
伴事的破門制裁を受ける」[140]のです。

　破門には、本質的に予防的意味と教育的意味があります。
無感覚となった良心を覚まし、福音の要求とは絶対に相いれな
い行為を思いとどまらせ、いのちに対する無条件な忠実を呼び
起こすことを目的として、教会が行う強い叱責です。中絶によっ
ていのちの福音をなおざりにしておきながら、教会の交わりの
中にとどまることはできません。

　初期段階のいのちを保護し、受け入れることは、信じるに
値する決定的な証になります。そして、その証をキリスト者は
どのような状況の中でも示さなければなりません。

62.　保健医療従事者は、中絶された胎児に対して特別な義務を
もっています。中絶された胎児がまだ生存している場合には、
できるかぎり洗礼を施さなければなりません[141]。

　中絶された胎児がすでに死亡している場合、人間の遺体に
ふさわしい敬意が払われなければなりません。できるかぎり、
胎児をふさわしく埋葬すべきです[142]。

中絶された
胎児に対する
義務

としての生存の初期段階にある胎児を、意図的に直接に殺害することです」(教皇
ヨハネ・パウロ二世回勅『いのちの福音』58［*AAS* 87 (1995), 467]）。

140　教会法第1398条参照。「伴事的破門制裁（latae sententiae)」という表現は、教会
　　権威者が個別の事案ごとに破門を宣告する必要がないことを意味します。中絶を
　　企てた者すべてに対して、破門が科されることを知りながら意図的に中絶を企て
　　たという事実のみをもって、科されるものです。教会法1398条および『東方教会
　　法典』1450条参照。教会法1323-1324も参照。

141　教会法第871条参照。

142　教皇庁教理省指針『生命のはじまりに関する教書』第1章4 (*AAS* 80［1988], 83)
　　参照。

いのちの権利の保護

**尊厳に
ふさわしく
生きる権利**

63. いのちの権利とは、人間の尊厳にふさわしく生きる権利のことです[143]。つまり、人のあらゆる善益や権利の根幹であり前提条件でもある、基本的で、本来的で、奪うことのできないいのちという善が、保証され保護されることです[144]。

「受精から自然に死ぬまでの成長のどの段階でも、また健康であれ病気であれ、障がいをもっていようとなかろうと、富んでいても貧しくても、どのような境遇にあっても、人間にはこの権利が与えられています」[145]。

64. いのちの権利は、保健医療従事者にとって、二つの意味があります。第一に、治療者も患者本人も、治療の対象であるいのちに対して権利も権限も有しておらず、したがって、有していない権利や権限を付与することができないということです[146]。

**自分のいのちに
対する絶対的な
裁量権の否定**

自分のいのちに対する裁量権は、絶対的なものではありま

---

143 教皇ヨハネ・パウロ二世『イタリア・カトリック外科医師会に向けたメッセージ』（1978年12月28日）(*Insegnamenti* I［1978］, 438)、同『医師および外科医の二つの学会参加者に向けたメッセージ (*Discorso ai partecipanti a due Congressi di medicina e chirurgia*)』(1980年10月27日) 3 (*AAS* 72［1980］, 1127)、同『国際食糧および軍縮連盟の代表者に向けたメッセージ (*Discorso a una delegazione dell'Associazione «Food and Disarmament International»*)』(1986年2月13日) 3 (*Insegnamenti* IX/1［1986］, 458) 参照。

144 教皇庁教理省『安楽死に関する宣言』(1980年5月5日) I (*AAS* 72［1980］, 544-545)、教皇ヨハネ・パウロ二世『世界医師会に向けたメッセージ (*Discorso all'Associazione Medica Mondiale*)』(1983年10月29日) 2 (*AAS* 76［1984］, 390) 参照。

145 教皇ヨハネ・パウロ二世使徒的勧告『信徒の召命と使命』38 (*AAS* 81［1989］, 463) 参照。

146 「医師は患者に対し、暗示的に与えたものであるか、明示的に与えたものであるか、暗黙のものであるかを問わず、患者が自らに与えたもの以外の権利または権力を有しません。一方、患者は自らがもっていない権利を与えることはできません」(教皇ピオ十二世『国際神経系病理組織学会第一回大会の参加者に向けたメッセージ [*Discorso ai membri del I Congresso Internazionale di istopatologia del sistema nervoso*]［1952年9月14日］12 [*AAS* 44 (1952), 782])。

せん。「生きるか死ぬかを自分勝手に選択することは、だれに
もできません。そのような決断をつかさどる絶対的な力をもつ
のは創造主だけです。わたしたちは、そのかたのうちに『生き、
動き、存在する』（使徒言行録17:28）のです」[147]。

65.　第二に、保健医療従事者は、次の権利を積極的に保証しな
ければなりません。保健や医療に関わる職業の「本質的な目的」
は、「人間がもついのちと尊厳の権利を肯定すること」です[148]。
予防と治療によって健康を維持し[149]、ふさわしい場所で適切な
手段を用いながら、人のいのちや生活の質を向上させるという、
この権利に対する義務を負いながら、こうした目的を果たすの
です。職務を遂行するにあたっては、人となり、死を通して世
にいのちを与えてくださった神の子、すなわちイエス・キリス
トを源泉、模範とする愛の法が、保健医療従事者を導き、支え
てくれます[150]。

健康を維持する義務

66.　すべての人間にとって基本的で最も重要ないのちの権利
は、健康の維持に関する権利を重視するものですが、これは、
保健医療従事者の労働組合の権利よりも優先されます。

いのちの権利は労働組合の権利よりも優先される

　その意味は、保健医療従事者側による正当な権利要求は、
治療が必要な患者の権利を保護しながら行わなければならない
ということです。患者にとって、保健医療従事者は絶対に必要
な存在だからです。ですから、ストライキを行う際には、健康
を維持するため、適切な法的手段も講じつつ、基本的かつ緊急

147　教皇ヨハネ・パウロ二世回勅『いのちの福音』47 (*AAS* 87 [1995], 453)。
148　教皇ヨハネ・パウロ二世『外科医師会議参加者に向けたメッセージ (*Discorso ai partecipanti ad un Congresso sulla chirurgia*)』(1987年2月19日) 2 (*Insegnamenti* X/1 [1987], 374)。
149　教皇ヨハネ・パウロ二世『マルゲリータ王妃新病院の職員に向けたメッセージ (*Discorso al personale dell'Ospedale nuovo « Regina Margherita »*)』(1981年12月20日) 3 (Insegnamenti IV/2 [1981], 1179)。
150　教皇ヨハネ・パウロ二世回勅『いのちの福音』79参照 (*AAS* 87 [1995], 491)。

の医療サービスや病院機能を確保しなければなりません。

予防

予防の優位性

67. 保健医療従事者は、健康の維持のために、まず予防の領域に力を入れなければなりません。予防は治療にまさります。予防することで、人は病気がもたらす困難や苦しみを避けることができますし、社会も、経済的な面にとどまらないさまざまな治療のコストをかけずにすむからです。

予防とその基本的な権限

68. 本来的な意味での保健医療的な予防は、特定の医薬品の投与、ワクチン接種、素因の確定を目的とした検査やスクリーニングの実施、ならびに疾患の発生や流行、悪化の阻止を目的とした行動と習慣の指示などからなるもので、その役割を担うのは、基本的に保健医療従事者となります。社会のすべての成員に向けて行う場合もあれば、学校の保健の授業のように、グループを対象としてまたは個別に行うこともできます。

予防とワクチン

69. 感染性の疾患の予防という観点からすると、感染症対策としてのワクチンの開発や使用は、関係する全人口が義務的に免疫を獲得することで、間違いなく効果的な措置となるでしょう。

違法な由来の「生物学的材料」の使用の否定

ワクチンの製造には、時として、意図的に中絶された胎児に由来する細胞株など、違法な由来の「生物学的材料」が使われることがあります。それは、いのちと人間存在としての固有の身体に反する重大な逸脱であるため、悪とつまずきに協力しているという点でさまざまな倫理的問題を生じます[151]。

ワクチンの製造にあたって違法な由来の生物学的材料の使用に同意しないこと、そして別の種類のワクチンの提供を保健

---

151 教皇庁教理省指針『人格の尊厳』34（*AAS* 100［2008］, 882-883）参照。

当局に求めることは、すべての人の義務です[152]。

70.　研究者による違法な由来の「生物学的材料」の利用に関しては、使用者がその材料を直接製造したわけではなく、購入しただけの場合もあります。そうした場合、無関係性の判断基準が適用されて、不法行為に直接的関与したとはみなされない可能性もあります。とはいえ、研究者には、その専門的な活動において、つまずきを避ける義務があります。

　　したがって、「たとえ研究者と体外受精の技術者ないし人工妊娠中絶を行う者の行為の間に密接な関係がない場合も、また、体外受精機関との事前の合意が存在しない場合も、こうした『生物学的材料』の使用を避ける義務があるというべきです。この義務は、自らの研究の遂行において、法的にきわめて不正な状況から距離を置き、人間のいのちの価値を明らかにする義務に由来します」[153]。

法的に不正な状況から距離を置く義務

　　もちろんこうした一般的状況において、責務の度合には当然差異が存在します。ですから、研究者は、違法な由来の「生物学的材料」の使用に反対を唱えなければなりません。たとえ違法な由来をもたない「生物学的材料」の使用を模索することが有効であったとしても、そうした「生物学的材料」の使用を活用するためには、倫理的につり合いのとれた重大な理由が存在しなければなりません[154]。

152　教皇庁教理省指針『人格の尊厳』35（*AAS* 100 [2008], 884）、教皇庁生命アカデミー『中絶された人間の胎児の細胞によって作成されたワクチンの倫理性に関する考察（*Riflessioni morali circa i vaccini preparati a partire da celle provenienti da feti umani abortiti*）』（バチカン市国、2005年）5参照。

153　教皇庁教理省指針『人格の尊厳』35（*AAS* 100 [2008], 884）。

154　教皇庁教理省指針『人格の尊厳』35（*AAS* 100 [2008], 884）、教皇庁生命アカデミー『中絶された人間の胎児の細胞によって作成されたワクチンの倫理性に関する考察』5参照。

医学的な予防と社会

71. 広義における保健医療的な予防も存在します。そこでは、保健医療従事者の活動は、社会の中で実施される予防措置の一要素に過ぎません。薬物依存症、アルコール依存症、たばこ依存症などのいわゆる社会病に対処するために実施される予防です。

性感染症に関しては、保健医療従事者は、特に若い世代の人たちに向けて、正確で適切な予防を実施するように求められていると言えます。性感染という意味では、ヒト免疫不全ウイルス（HIV）の流行対策もこれに含まれます。

72. 同じように、未成年者、障がいのある人、高齢者などの特定の社会層の課題に対する予防にも、特別に配慮しなければなりません。また、食品や環境、労働条件、家庭環境、スポーツなど、現代生活と結びついた健康へのリスクについても、配慮が必要です。

このような場合、予防的措置は、実施できる唯一の方法とまでは言えないにしても、最も優先される有効な対抗策となります。ただし、社会で活動するあらゆる集団が、一致して行動しなければなりません。ここで言う予防には、保健や医療に関する行為以上のものがあります。忘れ去られている価値を回復し、そのための教育をし、いのちに関するより慎重で協調的な考えを広め、リスクのある習慣について知らせ、これらを支援する法の整備に向けて政治的合意を形成することで、文化の中に刻み込んでいかなければならないからです。

予防が効果的かつ効率的に実施されるかどうかは、単にそしてまず予防技術の実践方法によるだけではありません。予防を支持する動機付けがなされ、それらを具体化し、予防を文化として普及させるかどうかにかかっています。

病気

73. 肉体的ないのちは、人格の超越的な価値に参与するとはい
え、その本性上、人としての状態の不安定さに左右されます。
これは、特に病気や苦難にある時に明らかとなります。人格全
体の不調となるからです。「実際、病気や苦しみによって、人間
の身体面だけでなく、人間としての全体性、肉体と霊魂の統合
性にも影響が及ぶという体験をします」[155]。

人格全体の不調

　病気は、医学的に定義できる臨床的事実以上のものです。
病気は常に、病者である人間の状態なのです。保健医療従事者
は、こうした人間の一体性の視点をもちながら患者に接するべ
きです。つまり、必要な技術的、専門的能力を有していること
に加え、病気や自分の仕事に意義を与える価値や意味を意識し、
どの臨床例も人間的な出会いとするということです。

保健医療従事者
にふさわしい
行動

74. キリスト者は、あがない主の十字架の救いの効果を、病気
や苦しみを通して共有できることを信仰によって知っています。
「キリストのあがないとその救いをもたらす恵みは、病気や苦し
み、死も含めて、人間的な条件の中で人の全体に達します」[156]。
「モーセが荒れ野で蛇を上げ、それを仰ぐ者が救われた奇跡は
（ヨハネによる福音書3:14-15、民数記21:8-9参照）、十字架上
で新しいかたちのもとに行われ、決定的な完成へ至りました。
今日においてもやりで刺し貫かれた方を仰ぐとき、いのちを脅

救いの効果への
参加

---

155 教皇ヨハネ・パウロ二世自発教令『人の苦しみ』（1985年2月11日）2（*AAS* 77
　　［1985], 458)。「病気と苦しみとは、つねに人生を悩ますもっとも大きな問題の一
　　つでした。人間は病気によって自分の無力、限界、有限性を体験します。病気は
　　すべて、人に死をかいま見せます」（『カトリック教会のカテキズム』1500)、「イ
　　エスの使命には多くのいやしのわざが含まれますが、これは、神が人間の身体的
　　な生命についても、強い関心を抱いていることを示します」（教皇ヨハネ・パウロ
　　二世回勅『いのちの福音』47［*AAS* 87 (1995), 452])。
156 教皇ヨハネ・パウロ二世パウロ二世自発教令『人の苦しみ』2（*AAS* 77［1985],
　　458)、。

かされるすべての人は、自由とあがないを見いだす確かな望みと出合うのです」[157]。

　「幾世代、幾世紀を通して、『苦しみは、特別な力を秘め、内的に人をキリストに近づける特別な恩寵』であることが確認されてきました」[158]。病気と苦しみは、イエスの苦しみと緊密に結びついた場合、「格別な霊的豊かさ」を帯びるようになります。ですから、使徒パウロと同じように、「キリストの体である教会のために、キリストの苦しみの欠けたところを身をもって満たしています」（コロサイの信徒への手紙1:24）と言うことができるのです[159]。

**健康に対する
三つの姿勢**
　このようにキリスト教的な新しい意味を与えるならば、病者が病気に立ち向かううえで、健康にまつわる次の三つの姿勢を発展させていく手助けとなります。一つ目は、「病気を過小視することなく、また過大視することもなく」、その現実を「認めること」です。二つ目は、「大なり小なり盲目的にあきらめてしまう」のではなく、「主は悪から善を引き出すことができ、それをお望みである」ことを落ち着いた気持ちで認識しながら、病気を「受け入れること」です。そして三つ目は、「主や兄弟の愛によって完成される」「ささげものをささげること」です[160]。

157　教皇ヨハネ・パウロ二世回勅『いのちの福音』50 (*AAS* 87 [1995], 457)。

158　教皇ヨハネ・パウロ二世使徒的書簡『サルヴィフィチ・ドローリス　苦しみのキリスト教的意味』26 (*AAS* 76 [1984], 238)。

159　「病人もまた、主のぶどう園で働くよう招かれているのです。体が衰え、魂の平静さを乱す病気に苦しんでいても、病人はぶどう園で働くよう招かれているのです。それどころか、新しい、さらにはより価値ある方法で、人間として、またキリスト者としての召命を果たし、神の国の成長に参与するようにと招かれているのです」（教皇ヨハネ・パウロ二世使徒的勧告『信徒の召命と使命』53 [*AAS* 81 (1989), 499]。

160　教皇ヨハネ・パウロ二世『ルルドの病気の巡礼者たちに向けたメッセージ (*Discorso ai pellegrini ammalati a Lourdes*)』(1983年8月15日) 4 (*Insegnamenti* VI/2 [1983], 242)。「十字架上で、キリストは悪のすべての重荷をご自分の上に背負われ、『世の罪』（ヨハネによる福音書1:29）を取り除かれました。病気は世の罪の一つの結果にほかなりません。キリストは十字架上での受難と死を通して、苦しみに新たな意味を与えられました。すなわち、苦しみはわたしたちをキリスト

75. 家庭は常に、何らかのかたちで病者と関わります[161]。家族 家族の支援
への支援や家族の側からの保健医療従事者に対する協力は、保
健医療を構成する大切な要素です。

　保健医療従事者は、治療と並行して、個別にあるいは所属
するチームを通して、患者の家族に対して啓発や助言、指導、
支援を行うように呼びかけられています[162]。

診断

76. 保健医療従事者は、病気に対する完全に人間的で、本質的 病気に対する
人間的で
キリスト教的な
視点にもとづく
診断と予測
にキリスト教的な視点に導かれ、まず病気を発見し、分析する
ように努めます。診断を下し、その後を予測します。実際、ど
んな治療も、症状や原因にもとづいた病気の正確な特定が条件
となります。

77. 保健医療従事者は、診断にあたって、患者の疑問に答え、 診断の放棄と
診断への
固執との間の
バランス
不安を取り除く責任を果たします。さらに、診断の「放棄」と診
断への「固執」という二つの極端を避けなければなりません。

　前者の場合、患者は、自分の病気に責任をもって対処する
能力をもち、受け入れてくれる医師や病院を見つけることがで
きず、専門医や医療機関をあちこち放浪することになってしま
います。管轄や臨床部門の極端な専門化や細分化は、職業的な

に似た者とし、キリストのあがないの苦しみにわたしたちを一致させることができ
るようになったのです」(『カトリック教会のカテキズム』1505)。

161 「家庭は、(中略) 受容と連帯の師です。家庭において、教育は連帯にもとづく関
係に実質的に到達します。家庭において、健康の喪失が人間のいのちに対する差
別の理由にはならないことを学ぶことができます。家庭は、個人主義に陥っては
ならないこと、『私』と『私たち』の均衡を保つべきことを教えてくれます。『お互
いへの配慮』が人間としての存在の基本となり、責任と連帯の価値を通して育ん
でいくべき道徳的な態度の基礎となるのは、家庭においてです」(教皇フランシス
コ『教皇庁生命アカデミー創立二十周年総会参加者に向けたメッセージ』[2014年
2月19日])。

162 教皇ヨハネ・パウロ二世使徒的勧告『家庭 愛といのちのきずな』75参照 (*AAS* 74
[1982], 172-173)。

専門性を保証してくれる一方で、医療機関がその地域で患者の病気に対して迅速で標準的な治療を施せない場合、患者に不利益をもたらすことになります。

　逆に後者の場合、何としてでも病気を見つけようと、診断のための検査を過剰に行うことに固執しています。怠惰から、あるいは利益を得るため、自分の影響力を強めるため、とにかく症状を診断して、保健医療と関係のない問題まで医療の対象としてしまっていることもあります。そうした場合、患者が自分の病気について正確な認識を得て、それを克服するための適切な方策を講じる妨げとなってしまいます。

防衛医療も一種の診断への固執である

　ある種の診断への固執が、いわゆる防衛医療という形で表れることもあります。保健医療従事者が、自ら行う処置から生じる結果から法的に身を守ることだけを目的に、医療行為を変えてしまうことです。

健康のために

78.　このような行き過ぎを排除し、人格の尊厳と人格の統合性とを十分に尊重しているならば、特に器具を用いた観血的な診断方法を採用する場合でも、一般的には診断によって倫理的な問題は生じません。診断は、本質的に治療を目的とした、健康のための行為なのです。

　ただし、心理的な影響が大きく、差別が生じる可能性もあるため、予測診断には特有の問題があります。

ゲノムに対する介入

遺伝子学的知識のもつ可能性

79.　遺伝子の組み換え、修正、置換の可能性も含め、人の遺伝的遺産（ゲノム）の知識、遺伝子の特定や遺伝子マッピングの知識はますます進化しています。それによって、医学にはこれまでなかった可能性が開けるとともに、慎重に対応しなければならない新しい倫理学的な問題も生じています。

　道徳的な評価を行う際には、遺伝子や染色体の異常が原因
となる病気の治療を目的とした、厳密な意味での治療のための
処置と、人の遺伝的遺産を代替する操作とを区別しなければな
りません。

治療のための
処置と
遺伝子代替を
目的とした介入
との倫理的な
区別

遺伝子治療

80.　一般的に遺伝子治療と呼ばれる、治療を目的とした遺伝子
工学技術の人間への適用は、現在、組織や臓器を構成する体細
胞レベルで可能となっています。このような遺伝子治療の処置
は、胎児にも、出生後の子どもにも、大人にも実施することが
できます。

　特に、「厳密に治療目的で行われる体細胞への介入は道徳
原則上、許されます」[163]。それは、遺伝子的な欠陥を是正し、
疾病を治療するためのものだからです。ただし、どんな場合で
も、治療を受ける人において、疾病の深刻さと比較して、過度
にあるいは不つり合いなほど、健康や身体の健全性が危険にさ
らされてはならないという原則を遵守する必要があります[164]。
さらに、患者自身あるいはその法定代理人に対して、インフォー
ムド・コンセントを実施しなければなりません。

遺伝子治療の
道徳的許容性

　その一方で、生殖細胞系列遺伝子治療は、現在の研究状況
では、道徳的に許されません。現状では、この処置によって生
じうる害が子孫に波及することを防げないからです[165]。

　こうした治療をヒト胚に応用することは、さらに重大な結
果を生みます。先ほど述べたような危険があるだけでなく、こ
れは体外受精で実施しなければならず、したがって体外受精に
対するあらゆる異論も加わるからです。ですから、現在の知識

生殖細胞系列
遺伝子治療の
否定

163　教皇庁教理省指針『人格の尊厳』26（*AAS* 100 [2008], 876）。
164　教皇ヨハネ・パウロ二世『世界医師会に向けたメッセージ』（1983年10月29日）
　　　6（*AAS* 76 [1984], 393）、同『教皇庁立科学アカデミー会合参加者に向けたメッ
　　　セージ』（1982年10月23日）5-6（*AAS* 75 [1983], 37-38）参照。
165　教皇庁教理省指針『人格の尊厳』26（*AAS* 100 [2008], 877）参照。

から判断すれば、生殖細胞系列遺伝子治療は、いかなる形であれ、道徳的に許容されません。

改良または強化を目的とする遺伝子操作の否定

また、遺伝形質の改良または強化目的と推定される遺伝子操作の実現のために遺伝子工学技術を用い、治療とは異なる目的で遺伝子工学を応用する意図がある場合、特に生じる問題は、「こうした操作が、優生思想を推進し、特別な才能をもたない人に間接的に社会的烙印を押し、特定の文化と社会が評価しはしても、それ自体として特別に人間的なものといえない才能を特別視するものだということです」[166]。人間が創造主に置き換われると思いあがり、さらには人が人を不正に支配することも意味するこのようなイデオロギー的な考えを、道徳的に許容することはできません。

再生医療

胚性幹細胞の否定

81. 再生医療の分野では、胚性および非胚性の幹細胞の発見によって、有望な治療への応用の道が開かれました[167]。この問題に関しては、幹細胞の採取方法についての検討が必要です。

これらの手法は、幹細胞の採取がドナーに深刻な害をもたらさない場合、倫理的に許容されます[168]。その一方で、生きたヒト胚から幹細胞を採取する場合、不可避的に胚の破壊が生じるため、道徳に反する重大な行為となります[169]。

また人工妊娠中絶によって亡くなった胎児から胚性幹細胞を採取することは、中絶の行為と幹細胞の使用との間に直接の

166　教皇庁教理省指針『人格の尊厳』27 (*AAS* 100 [2008], 877)。
167　非胚性幹細胞の由来としては、(a) 中絶された胎児、(b) 出生前の羊水に由来する胎児の細胞、(c) 出生直後の胎盤または臍帯、(d) 乳児または成人の身体が挙げられます。こうした由来から、「体」細胞と呼ばれるのです。さらに現在では、iPS細胞（人工多能性幹細胞）も存在します。これは遺伝子再プログラミングを施した体細胞であり、一般には皮膚繊維芽細胞を使用します。iPS細胞は、胚性幹細胞と似た特性をもっていますが、胚の破壊によって得られるものではありません。
168　教皇庁教理省指針『人格の尊厳』32 (*AAS* 100 [2008], 881) 参照。
169　教皇庁教理省指針『人格の尊厳』32 (*AAS* 100 [2008], 881) 参照。

関係がある場合、道徳的に許されません。

　許容されている手順で採取された幹細胞の臨床目的あるいは実験目的の使用に関しては、極めて厳格かつ慎重に作業を進め、患者に対するリスクを最小限に抑え、科学界での検証に便宜を図り、かかる革新的技術の臨床応用に際して適切な情報を提供したうえで、医療倫理の一般的な判断基準を尊重しなければなりません。

82.　胚性幹細胞の作成は、人間のクローニングの試みと結びついていることがしばしばあります。クローニングには、基本的に二通りの目的があります。生殖目的のクローニングは、あらかじめ定められた特徴をもった人間を誕生させることを目的としています。また、いわゆる治療目的／研究目的のクローニングは、幹細胞の取得を目的としています。

　人間の生殖目的のクローニングは、体外受精技術が内包する極度の非道徳性をもつため、道徳的に許されません。「夫婦が相互に与え合う行為とのいかなるつながりもなしに、さらにもっと徹底したかたちで、いかなる性とのつながりもなしに、新たに人間を生み出そうとする」[170]試みだからです。

　クローニングにより生まれてくるその人の性格をあらかじめ定めることは、その人を一種の生物学的奴隷状態のもとに置きます。それは、その人の尊厳とすべての人の基本的平等に対する重大な侵害となります[171]。

　いわゆる治療目的のクローニングは、倫理的な観点からすれば、さらに重大な問題となります。実際、破壊する意図をもって胚を作成することは、たとえ病気である他の人を治療する目

人間の
生殖目的の
クローニングの
否定

いわゆる
治療目的の
クローニングの
否定

170　教皇庁教理省指針『人格の尊厳』28（*AAS* 100 [2008], 879）。教皇庁教理省指針『生命のはじまりに関する教書』第2章 II 4（*AAS* 80 [1988], 90-92）、教皇ヨハネ・パウロ二世『世界医師会に向けたメッセージ』（1983年10月29日）6（*AAS* 76 [1984], 393）参照。

171　教皇庁教理省指針『人格の尊厳』29（*AAS* 100 [2008], 879）参照。

的であったとしても、胚形成期も含めた人間のいのちに対する
尊重とは全く相容れないものです[172]。

**自然に対する
尊重**

83.　製薬目的の動物および植物の細胞の遺伝子操作に関して
は、自然に対する尊重は強く求められますが、道徳的な問題は
生じません。なぜなら、「自然環境は、人間が自由に操作できる
原材料以上のものだからです。すなわち、それは、創造主のす
ばらしい作品であり、無謀な搾取ではなく、賢明な利用のため
の目的と基準を提示する『法』を含むもの」[173] だからです。

治療とリハビリテーション

**治療と機能回復
のための
処置の実施**

84.　診断がなされた後に、治療とリハビリテーションが始まり
ます。つまり、できるかぎり、患者の治癒、人間としての再統
合（機能回復）、また患者の社会復帰を可能にする処置が実施
されます。

　　　厳密な意味での治療は、病気の原因や症状、そしてそれに
ともなう複雑な問題に立ち向かう医療固有の行為ですが、リハ
ビリテーションの方は、さまざまな形で損なわれた患者の心身
の機能を回復また向上させることによって、患者が失ったもの
を取り戻し、もとの関係を回復させ、職場復帰できることを目
指す、医学的、理学療法的、心理学的な処置や機能回復訓練の
総称です。

**人格の
統合的な善益**

　　　治療とリハビリテーションが目標としているのは、「身体の
善益と健康だけでなく、病気で身体が傷ついている人格そのも
のです」[174]。人格の統合的な善益を目標とするあらゆる治療は、

172　教皇庁教理省指針『人格の尊厳』30 (*AAS* 100 [2008], 879) 参照。

173　教皇ベネディクト十六世回勅『真理に根ざした愛』48 (*AAS* 101 [2009], 685)。

174　教皇ヨハネ・パウロ二世自発教令『人の苦しみ』2 (*AAS* 77 [1985], 458)。「生命
力が減退したり衰弱したりした人々に対しては、特別な心遣いをする必要がありま
す。病人や障がい者ができる限り通常の生活ができるように支援しなければなり
ません」（『カトリック教会のカテキズム』2276）。

病気で損なわれた身体的機能の再生や回復を通して、できるか
ぎりその人本来の自分をたて直すリハビリテーションの行為を
含んでいます。

85. 病者には、よい結果が見込める治療をできるかぎり行わな
ければなりません[175]。実際、誰もが、自分の健康のために必要
な治療、適正な医療支援を受けるという、極めて重要な権利を
もっています。そのため、患者の治療に関わる人には、細心の
注意を払って医療活動にあたり、必要または有益と判断した治
療を行う義務があります[176]。ここで言う治療には、治癒を目的
として行われるものだけでなく、痛みを軽減し、病状の回復が
見込めなくても進行を遅らせる緩和ケアも含まれます。その際、
科学的な有効性が確認されていない治療を行う場合には、特別
な注意を払う必要があります。

適正な
医療支援を
受ける権利

86. 保健医療従事者は、患者が回復不可能な場合であっても、
その人のケアを決してやめてはいけません[177]。保健医療従事者
には、つり合いの原則にかなった通常のケアをすべて行う義務
があります。

　採用された手段と治療効果との間にしかるべきつり合いが
見られる場合、それはつり合いの原則に則った治療であると考
えられます。しかるべきつり合いが存在するかどうかを確認す

つり合いの
原則にかなった
通常のケア

確認のための
判断基準

175　教皇ヨハネ・パウロ二世『カトリック外科医世界大会に向けたメッセージ』（1982
　　年10月3日）3 (*Insegnamenti* V/3 [1982], 673) 参照。
176　教皇庁教理省『安楽死に関する宣言』（1980年5月5日）IV (*AAS* 72 [1980], 550)
　　参照。
177　「治癒が見込めない場合でも、科学は患者を治療し、支援することができますし、
　　そうしなければなりません」（教皇ヨハネ・パウロ二世『人間の前白血病状態に関
　　する講義への参加者に向けたメッセージ [*Discorso ai partecipanti ad un Corso
　　di studio sulle «preleucemie umane»*]』[1985年11月15日] 5 [*AAS* 78 (1986),
　　361]）。教皇ヨハネ・パウロ二世『教皇庁生命アカデミーに向けたメッセージ
　　(*Discorso alla Pontificia Accademia delle Scienze*)』（1985年11月21日）4 (*AAS*
　　78 [1986], 314) 参照。

るためには、「患者の状態やその体力や精神力を考慮したうえで、治療の種類、難易度やリスクの度合い、かかるコスト、適用の可能性と、期待される効果とを比較し、その手段についてしっかりと検証」[178] しなければなりません。

過度な手段　　一方、その手段が、患者やその家族、あるいは保健医療機関に対し、（物質的、身体的、精神的、経済的に）重度または例外的な負担を強いるものである場合、過度な手段とみなすべきです[179]。ですからなおさらのこと、不必要となった治療は続けるべきではありません。

通常の手段　　通常の手段を用いて患者のいのちを維持することは、道徳的な義務です。その一方で、過度な手段については、それを採用しなければ死を早めてしまう場合であっても、患者の同意のうえで、あるいは患者の要請を受けて断念することができます。過度な手段の実施を医師に強制することはできません[180]。

つり合いの原則の説明　　87.　ケアの場合のつり合いの原則は、次のように説明され、適用されます。

・「他に治療法がないのであれば、まだ実験段階であって危険がないとはいえないとしても、患者の同意があれば、最先端医療が提供する手段を用いることができます」。

・「期待どおりの結果が得られなかった場合、そのような手段の適用を中止することができます」。「機器や人員の導入」と「予測される結果」との間にもはやつり合いがなくなったり、あるいは「実施される技術が、患者に、よい効果をもたらすよりも、それ以上に大きな苦痛や困難を強いるこ

178　教皇庁教理省『安楽死に関する宣言』IV (*AAS* 72 [1980], 550)。
179　教皇ピオ十二世『"グレゴリオ・メンデル"イタリア遺伝学協会会員に向けた蘇生と人工呼吸に関するメッセージ (*Discorso ai membri dell'Istituto Italiano di Genetica"Gregorio Mendel" sulla rianimazione e respirazione artificiale*)』(1957年11月24日) (*AAS* 49 [1957], 1027-1033) 参照。
180　教皇庁教理省『安楽死に関する宣言』IV (*AAS* 72 [1980], 551) 参照。

とになるからです」。

・「また、医学が提供できる通常の手段だけで満足すること
もつねに可能です。したがって、すでに使用されてはいる
ものの、まだ危険がないとはいえない治療法や、患者の負
担が大きすぎる治療法を、誰にも強制することはできませ
ん」。そうした治療法を拒否したとしても、「自殺行為とみ
なされるわけではありません」。むしろ、それは、「人間の
限界を単に受け入れただけであるか、または期待できる結
果とつり合わない医療措置の実行を避けたいという思い、
あるいは家庭や周囲にあまり大きな負担をかけたくないと
いう望み」[181] を表明していると解することができます。

88.　他に治療法がない場合、患者の健康を取り戻すために、臓
器の改変、一部切除、除去をともなう処置が必要になる時もあ
ります。

　　治療を目的として臓器に手を加えることは、全体性の原則[182]
によって適法とされます。「各器官はすべて体全体に従属しており、
双方に対立が生じる場合には全体に従わなければならない」[183]
ことから、治療性の原則とも呼ばれます。したがって、ある特
定の臓器を保持することで、またはその臓器のはたらきが、器
官全体に相当の害を及ぼす場合、他の方法で回避できないので
あれば、その臓器を犠牲にする権利があります[184]。

**全体性あるいは
治療性の原則**

181　教皇庁教理省『安楽死に関する宣言』Ⅳ (*AAS* 72 [1980], 550-551)。
182　「全体性の原則は、部分が全体のために存在すること、したがって部分の善はつね
　　に全体の善益に従属すること、全体は部分に対する決定権を有し、自らの利益の
　　ために部分を扱えることを明確にするものです」(教皇ピオ十二世『国際神経系病
　　理組織学会第一回大会の参加者に向けたメッセージ』[1952年9月14日] 44 [*AAS*
　　44 (1952), 787])。
183　教皇ピオ十二世『イタリア泌尿器科医師会第二十六回大会参加者に向けたメッ
　　セージ (*Discorso ai partecipanti del XXVI Congresso della Società Italiana di
　　Urologia*)』(1953年10月8日) (*AAS* 45 [1953], 674)。
184　教皇ピオ十二世『イタリア泌尿器科医師会第二十六回大会参加者に向けたメッセー
　　ジ』(1953年10月8日) (*AAS* 45 [1953], 674-675)、同『国際神経系病理組織学

89. 肉体的ないのちは人格を表現し、肉体も人格としての価値を帯びているので、それを物として扱うことはできませんが、一方で、肉体的ないのちは、人格のすべての価値をもっているわけでも、最高の善を表現しているのでもありません[185]。

肉体的ないのちを正当に犠牲にすること

そのため、人格全体の善のためには、肉体の一部を処分することが正当化される場合もあります。同様に、「神の栄光のためであるとか、霊魂の救いや隣人への奉仕といった」[186]より高次の善のためであれば、肉体の一部を犠牲にし、あるいは危険にさらすことも可能です。肉体的ないのちは基本的な善であり、他のすべての前提条件となるものですが、より高次の諸価値があり、そのために、いのちを危険にさらすことは正当であり、また必要な場合もありえます。

医薬品の処方と適正な使用

医薬品の過剰消費に対する保健医療的、社会的な教育

90. 国民皆保険制度が整った国では、国民の実際の健康状態に比べて、過剰に医薬品が消費されるという問題が常に見られます。これには、少なくとも二つの要因があります。

第一の要因として、患者からの強い要請で、医師が特に必要のない処方を出していることが挙げられます。

第二の要因は、医師による直接の処方ではなく、ソーシャル・コミュニケーションやインターネットを通して得られる助言や情報、時には広告にもとづくセルフ・メディケーションの一環として、医薬品を入手することが一般化しているためです。

会第一回大会の参加者に向けたメッセージ』（1952年9月14日）（*AAS* 44 ［1952］, 782-783）参照。全体性の原則は、全体に対する部分の関係が正しく確認されている場合にかぎり、病気の初期段階にも適用されます（*AAS* 44 ［1952］, 787参照）。もっぱら治療を目的とするもの以外の身体の改変については、正当化することはできません。ただし、身体の障がいや病変に起因する心理的な苦しみや霊的な不都合がある場合、治療的処置を行うことは適法です。

185 　教皇庁教理省指針『生命のはじまりに関する教書』序文3（*AAS* 80 ［1988］, 75）参照。

186 　教皇庁教理省『安楽死に関する宣言』I（*AAS* 72 ［1980］, 545）。

主にインターネットを通じて流通する製造法や由来の疑わしい
医薬品は、効果が保証されていないばかりでなく、健康にとっ
て有害な場合もあるので、特に注意を払わなければなりません。

　さらに、医師から正しく処方されていたとしても、患者自
身が自主的に薬用量を変えてしまう傾向がある場合、それは、
治療に対する「不遵守」と定義されるもので、治療効果や安全
性を評価するのが不可能ではないにせよ、それを困難にする態
度です。

　保健医療従事者は、保健医療に関する社会教育業務の一環
として、かかる社会的なコストも考慮しながら、医薬品の使用
に対して適切な注意を喚起しなければなりません。

利用可能な医薬品や技術へのアクセス

91.　今日でも、全般的に福祉が進んだ国において、そしてもち
ろん発展途上国—特に政治的不安定や経済的資源の乏しい国—
においてはなおさら、保健医療サービスへのアクセスが保障さ
れていない人々がいます。救命医薬品や、現代医学の技術進歩
が保証する最小限の治療にアクセスできないのです。その結果、
医学的に治療可能な病気が、根絶したはずの国で再び現れたり、
流行が続いたりしています。

健康を守る権利
をすべての人に

　保健医療従事者やその職能団体は、医療機関、支援団体、
保健医療業界の意識を高め、健康を守る権利がすべての国民に
行きわたるようにしなければなりません。また、この権利は、
保健医療だけに依存しているわけではなく、経済的、社会的、
さらに一般的には文化的要因の結果であることをはっきりと理
解しておかなければなりません。

　また保健医療活動の責任者も、「世界の貧者が富者の扉をた
たき続けているのに、豊かな世界では、もはや人間らしさを認
識できない良心のため、その音が聞こえない危険がある」[187]とい
うことを認識しながら、特に強い態度で立ち向かわなければな
りません。

持続可能な保健医療、製薬会社、希少疾患および顧みられない病気

92. 経済資源の不平等な分配は、特に低所得国や低開発国において顕著であり、保健医療分野における公平に深刻な影響を及ぼしています[188]。製薬会社による科学的知見や研究には、知的財産の保護や技術革新を支える適正な利益といった、遵守すべき独自の論理が存在することは否定できませんが、こうした会社の論理は、特に低開発国で、不可欠で必要な治療へのアクセス権との間で、適切な妥協点が模索されるべきです[189]。また特に、いわゆる「希少疾患」[190]や「顧みられない病気」[191]——これら

187 教皇ベネディクト十六世回勅『真理に根ざした愛』75（*AAS* 101 [2009], 706）。「貧困の構造的原因の解決は喫緊の必要事です。それは、成果を上げ社会秩序を整えるという実利的要求のためではなく、社会を脆弱で恥ずべきものにし、新たな危機をもたらすだけの病理から回復させるためなのです。特定の切迫事に対処する福祉計画など、単に仮の対応にすぎないと考えるべきです。市場と金融投機の絶対的自律性を放棄し、格差を生む構造的原因に敢然と立ち向かうことで、貧しい人々の問題が抜本的に解決されないかぎりは、世界が抱える問題は何一つ決定的には解決されません。格差は社会悪の根源なのです」（教皇フランシスコ使徒的勧告『福音の喜び』202）。同203も参照。

188 「もはや、市場における見えざる力と見えざる手とに信を置くことはできません。公平な成長は、経済成長を前提としつつも、それ以上の何かを求めています。とくに、所得のより公平な分配、雇用機会の創出、単なる福祉国家的政策によって得られるものを超えた貧しい人々の全人的向上——それらへと向かう、決断、計画、仕組み、作業が必要とされるのです」（教皇フランシスコ使徒的勧告『福音の喜び』204）。

189 「さまざまな製薬会社、拠点医療機関の研究所、ならびに現代のわたしたちがすべて一丸となって、社会のあらゆる階層において、すべての国において、そしてとくに最も貧しい人々に対して、最も必要とされる治療や医薬品へのアクセスを確保するために、治療の分野で連帯を示すよう努めるのは適切なことだと思われます」（教皇ベネディクト十六世『カトリック薬剤師国際大会参加者に向けたメッセージ [*Discorso ai partecpanti al XXV Congresso Internazionale dei Farmacisti Cattolici*]』[2007年10月29日] [*AAS* 99 (2007), 932]）。

190 「希少」疾患とは、特定の人口集団における症例数が、一定の閾値以下にとどまる疾患を指します。欧州連合では、人口の0.05%、すなわち一万人あたり5症例を閾値と定めています。

191 最新の定義によれば、「顧みられない病気」とは、当然払われるべき注意が払われていない疾患を指します。具体的には、貧困に起因する寄生性疾患、特に「熱帯性の」感染病などが該当します。マラリア、結核、HIV／AIDSウイルス、インフルエンザなどのエピデミック／パンデミックの可能性がある病気、はしかやポリオなどのワクチン接種で予防可能な病気は含みません。

には「オーファンドラッグ」[192]の概念も関わってきます—に関しても同じことが言えます。

　正義と共通善の追求を目的とした保健医療の計画は、経済的にも倫理的にも持続可能でなければなりません。実際、研究も保健医療システムも持続できるように保障していく一方で、同時に、使用可能で品質が保証された必要不可欠な医薬品を、正しい情報とともに、個人や地域社会が購入しやすい価格で、適切な量を入手できるようにしなければなりません。

経済的にも
倫理的にも
持続可能な
保健医療計画

鎮痛治療

93.　痛みには、生物学的な機能があります。なぜなら、痛みは、病的な状態を示す症状であり、人間の身体的および精神的反応を引き起こすものだからです[193]。いずれにせよ、痛みは医療に対して苦痛を和らげる治療を求めています。実際、人間は、「身体的苦痛を回避したり、抑制したりするために、（中略）自然の力を支配し、自分のために利用し、あらゆる資源を利用する権利」[194]をもっています。

痛みの
生物学的機能

94.　「痛みが長く続けば、より高次の善や利益の達成を妨げます」[195]。痛みは、人格の心身の統合性に、悪影響を及ぼしかね

人格の心身の
統合性への
悪影響

192　「オーファン」ドラッグとは、希少疾患の治療に対して潜在的な効果を有するものの、その開発費を十分に回収できるだけの市場をもたない製品を指します。こうした製品がオーファン（「孤児の」）ドラッグと呼ばれるのは、医薬品そのものは公衆衛生上のニーズと合致しているにもかかわらず、対象となる患者数が少なく、製薬会社が投資するだけの関心を示さないことからです。

193　教皇ヨハネ・パウロ二世『イタリア麻酔学会大会参加者に向けたメッセージ（*Discorso ai partecipanti al Congresso dell'Associazione Italiana di Anestesiologia*)』（1984年10月4日）2 (*AAS* 77 [1985], 133)。

194　教皇ピオ十二世『医師および外科医師国際会議に向けたメッセージ：鎮痛剤に関する三つの宗教的倫理的な疑問に答えて（*Discorso ai partecipanti ad un'Assemblea Internazionale di medici e chirurghi: En réponse à trois questions religieuses et morales concernant l'analgésie*)』（1957年2月24日）(*AAS* 49 [1957], 135)。

195　教皇ピオ十二世『医師および外科医師国際会議に向けたメッセージ』（1957年2月24日）(*AAS* 49 [1957], 136)。

ません。あまりに激しい痛みは、霊魂の支配力を弱めたり、妨げたりします。一方、「痛みの抑制は、器質的にも精神的にも緊張を和らげ、祈ることを容易にさせ、自らを寛大にささげることを可能にします」[196]。鎮痛は、「最も攻撃的でより破壊的な痛みに直接介入することによって、人が自分自身を取り戻し、苦しみの経験をより人間的なものとしてくれます」[197]。

悔い改めと救いの意味

95. キリスト者にとって、痛みは悔い改めや救いという高次の意味をもつことができます。「実際、痛みは、キリストの受難への参与、キリストが御父の意志に従ってささげたあがないの犠牲との一致なのです。ですから、キリスト者の中には、自分の苦しみの少なくとも一部を意図的に受け入れ、キリストの十字架の苦しみと自分自身を意識的に結びつけるために、鎮痛剤の使用を控えたいと願う人がいたとしても、驚くべきことではありません」[198]。

　キリスト教的な動機をもって痛みを自由に受け入れていく場合でも、痛みを和らげるために介入すべきではないと考えるようなことがあってはなりません。それどころか、職業的義務とキリスト教の愛そのものが、苦痛を緩和するために働くこと、またこの領域での医学研究を励ますことを強く求めています。

患者へのインフォームド・コンセント

96. 保健医療従事者は、患者の同意を事前に得ている場合には、暗示的に（医療行為が日常的で特別なリスクをともなわない場合）、または明示的に（治療行為にリスクがともなう場合には文書の形での同意をもって）、処置を行うことができます。実際、

196　教皇ピオ十二世『医師および外科医師国際会議に向けたメッセージ』（1957年2月24日）（*AAS* 49 [1957], 144）。

197　教皇ヨハネ・パウロ二世『イタリア麻酔学会大会参加者に向けたメッセージ』（1984年10月4日）3（*AAS* 77 [1985], 135）。

198　教皇庁教理省『安楽死に関する宣言』III（*AAS* 72 [1980], 547）。

保健医療従事者は、患者の意志に関係のない独立した権利を
もっているわけではありません。一般的には、患者から明示的
または暗示的に（直接的または間接的に）許可を得た場合にか
ぎり、行為することができます。この承認がなければ、保健医
療従事者は自らに恣意的な権限を与えてしまうことになります。

　保健医療従事者と患者との関係は、対話のある人間関係で
あり、主体と客体の関係ではありません。患者は、医学知識が
適用される「名なしの個人」ではなく、「健康の改善と病気の治
癒のために、いっしょに参加していくように招かれるべき責任
ある人格なのです。患者は、自分のことを自分で選択できる状
態に置かれているはずであり、他人の決定や選択に服さなけれ
ばならない状況に置かれてはなりません」[199]。

　十分な自覚をもって全く自由な選択がなされるために、患
者には、自分の病気や可能な治療法、さらにはリスクや困難、
起こりうる影響について、できるかぎり完全な認識をもってもら
わなければなりません[200]。これは、患者にインフォームド・コン
セントを求めなければならないことを意味しています。

97.　同意の推定とは、保健医療従事者が、一時的もしくは恒常
的に理解し決定することができない状態にある患者に対して、
いのちや健康の重大な危険から救うために、リスクや緊急性に
つり合った処置を行う場合に予想されるものです。

　この場合、患者のいのちや健康に対して責任をもって対処
することを保健医療従事者に義務づける治療の責任の原則に
よって、処置義務が生じています。ただし、患者自身が、理解
および決定が不可能となる以前に、ある特定の治療に対する不

医療行為の
対話的特徴

インフォームド・
コンセントの
権利

同意の推定に
関する区分

199　教皇ヨハネ・パウロ二世『カトリック外科医世界大会に向けたメッセージ』（1982
年10月3日）4（*Insegnamenti* V/3 [1982], 673）。
200　教皇ヨハネ・パウロ二世『医師および外科医の二つの学会参加者に向けたメッセー
ジ』（1980年10月27日）5（*AAS* 72 [1980], 1127-1128）参照。

同意を正当かつ明示的に保健医療従事者に示していた場合は除外されます。

法定代理人と親族の関与

98. 患者が自分の病状やその予測、治療法についての必要な情報を理解できる状態になく、緊急に処置する必要性もない場合、保健医療従事者は、患者の法定代理人に病状に関する情報を伝え、法的に権限を有する人に医療的処置への同意を求めなければなりません[201]。法的に権限をもった人が特定できない場合、保健医療従事者はその任命の必要性を積極的に喚起しなければなりません。

患者の親族は、患者からその権限を与えられていることを条件として、患者の健康状態や治療に関する情報の通知を受け、決定に関与することができます。

生命医科学の研究と実験

科学の進歩と実験的研究

99. 予防や診断、治療の分野においては、医療行為は、健康のためにより効果的な結果を得ることを目的としており、それ自体が、革新的な治療法につながります。これらは継続的で段階的な研究や実験活動の結果であり、したがって従来よりも優れた新しい治療法を開発し、科学的な有効性を確認し、患者に提供するという目的をもっています[202]。

研究と実験を積み重ねながら進歩していくのが、すべての応用科学の原理です。科学的進歩は、この原理と構造的に結びついています。生命医科学とその発展も、この原理から除外されるわけではありません。

ただし、生命医科学研究の場合、貴重であり脆くもある人

---

201 『カトリック教会のカテキズム』2278参照。
202 「個人あるいはグループでの科学的・医学的・心理学的実験を通して、病人の治癒や公衆衛生の進歩に寄与することができます」(『カトリック教会のカテキズム』2292)。

間を対象として行う必要性があります。

　健康なボランティアであれ、病気のボランティアであれ、医学研究に参加し、自ら志願して独自の貢献を果たすことができます。ただし、身体的・精神的健全性や健康状態の悪化を避け、本人の尊厳を尊重するために必要なあらゆる予防措置を講じることが条件となります。したがって、生命医科学においては、物質を対象とした科学研究と同じような研究の自由は認められていません[203]。「人体実験もしくはこれに関する研究はそれ自体で人間の尊厳と道徳律とに反する行為であり、これを正当化することはできません。たとえ被験者の同意がありえたとしても、そのことによって以上の行為を正当化できるわけではありません。被験者の生命や身体的・精神的健全性を、それとは不つり合いな、あるいは避けることのできるはずの危険に陥れるような人体実験は、倫理的にゆるされません。そのうえ、人体実験が被験者あるいはその後見人の明白な同意なしに行われる場合には、人間の尊厳を侵害することになります」[204]。

　自由意志にもとづく責任ある選択を医学研究者と共有することを基本とする生命医科学研究への協力は、ある意味で連帯と愛の特別な表現です。

連帯や愛の表現としての生命医科学研究

100. 研究の際の倫理規範は、研究が人間の善益の促進に向けられていることを強く求めています。人格の真の善に反する研究は、すべて道徳に反するものです[205]。こうした研究に労力や資源を投じることは、科学やその進歩の人間に資するという目的

人格の真の善に反する研究は道徳に反する

203　『カトリック教会のカテキズム』2293-2294参照。
204　『カトリック教会のカテキズム』2295。
205　「教会は、科学研究が真の人道主義を指向し、どんなかたちであれ人間の手段化や破壊を避け、政治的・経済的利益への隷属から独立性を保っているかぎり、これを尊重し、支持します。教会は、自然の原理が示す道徳的な傾向を示すことで、人間の真の善益の達成へと向かう科学研究に対して貴重な貢献ができると確信しています。さらに教会は、こうした展望にもとづき、研究の目的だけでなく、手法や手段も、いかなる発展段階にあろうと、またいかなる実験過程にあろうと、すべ

に反する行為です[206]。

　実験段階、すなわち人間を対象とした研究仮説の検証の段階では、倫理規範によって保護された人格の善益のために、同意およびリスクと本質的に結びついた、以下に述べる前提条件の尊重が求められます。

リスク要因と
その危険度

101. 第一の前提条件は、リスク要因です。どんな実験も、それ自体危険が伴います。「しかし、道徳的に許されない危険の程度というものがあります」[207]。リスクが人間的に許容できなくなる限界があるのです。この限界は、人格の不可侵の善によって量られます。そしてこの善は、「人間のいのち、均衡、また健康を危険にさらすこと、病気を悪化させること」[208]を禁じています。

実験の倫理性を
確保するための
情報の提供と
理解の確認

　実験に参加する者から十分な自覚をもった自由意志にもとづく同意を得ることを目的として、ふさわしい形で文書化したうえで適切に情報を提供し、理解を確認することは、実験の倫理性を確保するための必要かつ不可欠な要素となります。これは、純粋に科学的な目的がある場合も、治療目的の場合も同様です。

ての人間の尊厳をつねに尊重しなければならないことに注意を喚起したいと思います」（教皇ヨハネ・パウロ二世『教皇庁立科学アカデミー会員に向けたメッセージ［*Discorso ai Membri della Pontificia Accademia per la Vita*]』［2003年2月24日］［*AAS* 95 (2003), 590-591]）。

206　教皇ヨハネ・パウロ二世『教皇庁保健従事者評議会主催の会議参加者に向けたメッセージ』（1987年11月12日）4（*AAS* 80 [1988], 644）参照。「またここで、人間についての科学的研究を悪用する理論についてもふれておくべきでしょう。これらの理論は、人類のなかにある非常に多様な習慣、行動様式、そして制度から論じ始め、普遍的な人間の価値を公然と否定するのではないとしても、少なくとも道徳の相対主義的な概念に行き着きます」（教皇ヨハネ・パウロ二世回勅『真理の輝き』33［*AAS* 85 (1993), 1160]）。

207　教皇ピオ十二世『国際神経系病理組織学会第一回大会の参加者に向けたメッセージ』（1952年9月14日）（*AAS* 44 [1952], 788）。

208　教皇ヨハネ・パウロ二世『国際薬学会議に向けたメッセージ（*Discorso ad una Conferenza Internazionale sui farmaci*）』（1986年10月24日）4（*Insegnamenti* IX/2 [1986], 1183）。同『外科医師会議参加者に向けたメッセージ』（1987年2月19日）』4（*Insegnamenti* X/1 [1987], 376）および『カトリック教会のカテキズム』2295参照。

　未成年や、法的に理解能力や決定能力を欠いた成人に対して臨床実験が行われる場合もあります。ただし、科学的有効性にもとづく判断基準は堅持したうえで、合理的に予測できるリスクと効果のつり合いにもとづいて、未成年や法的能力を欠いた成人の被験者の参加が正当化される場合にかぎります。未成年や法的能力を欠いた被験者の便益を直接対象とするのではなく、同じような条件（年齢、病気、性格など）にある人に益をもたらすことを目的とする実験は、成人や法的能力を備えた被験者に対する実験では同じ結果が得られない場合にかぎり、倫理的に正当化されます。その場合、リスクや負担は最小限にとどめなければなりません。いずれの場合でも、それぞれの国の法制度にもとづいて、親権者または法定代理人にインフォームド・コンセントを求める必要があります。

未成年や法的に
理解能力や
決定能力を
欠いた成人が
参加する場合

102. 予測可能なリスクを回避し、望ましくない事態が起こった場合にその影響を抑えるためのあらゆる予防措置を講じるまでは、実験を開始したり、継続したりすることはできません。

　今述べたことを保証するためには、基礎的な前臨床研究の段階が必要となります。この段階において、薬学および毒物学的に、あるいは処置技術面で、幅広い検証を行い、できるかぎりの安全性を確保しなければなりません[209]。そのためには、有益かつ必要な場合、新しい医薬品や技術を、人間を対象として実験する前に動物実験を行う可能性も除外してはなりません。「確かに動物は人に奉仕する存在であり、実験の対象とすることも可能です。とはいえ、動物を神の被造物として扱う必要があります。動物は、人間の善益に協力する役割をもっていますが、

前臨床研究

209　教皇ヨハネ・パウロ二世『医師および外科医の二つの学会参加者に向けたメッセージ』（1980年10月27日）5-6（AAS 72［1980］, 1127-1129）ならびに同『人間の前白血病状態に関する講義への参加者に向けたメッセージ』（1985年11月15日）』5（AAS 78［1986］, 361-362）参照。

虐待を受けるために存在するのではありません」[210]。ですから、どんな実験も、「動物に配慮しながら実施し、無用な苦しみを与えてはなりません」[211]。

リスクの
つり合いの原則　　このような保証が得られたとしても、人に対する臨床段階の実験は、リスクのつり合いの原則を遵守しなければなりません。リスクと、予測される利点や効果がふさわしいつり合いを保っていなければならないとする原則です。

倫理委員会　　このように重要な問題においては、専門家や道徳的な資質を備えた人たちの意見を考慮することが妥当です。現在では、研究倫理委員会に諮問するのが一般的です。こうした組織に参加し、実験研究計画の価値や科学的有効性を精査し、生命医科学研究に参加するすべての人の権利と尊厳を保証することは、カトリックの保健医療従事者（医師、薬剤師、看護師、病院付チャプレン、保健医療に関する法律の専門家など）の責任です。

被験者の同意　　103. 第二の前提条件は、被験者の同意です。被験者には、「実験とその目的、そして起こりうるリスクについて、十分に自覚し、自由意志にもとづいて同意、拒否、あるいは同意を撤回できるだけの情報を提供しなければなりません。実際、医師は患者に対し、患者自身が医師に与えた権限と権利しかもっていません」[212]。

治療目的の実験
と科学的な実験　　治療を目的として病者に行われる実験と、科学的目的ないし他の課題に対する善益を目的として健常者ないし病者に行われる実験とを区別する必要があります。薬学的研究や外科的研

210　教皇ヨハネ・パウロ二世『教皇庁立科学アカデミー会合参加者に向けたメッセージ』（1982年10月23日）4（*AAS* 75［1983］, 37）。「動物実験は、次第にかつてほどの必要性が感じられなくなってきました。動物実験の減少は、被造界全体の計画と善益に適っています」（同所）。

211　教皇ヨハネ・パウロ二世『国際薬学会議に向けたメッセージ』（1986年10月24日）4（*Insegnamenti* IX/2［1986］, 1183）。

212　教皇ヨハネ・パウロ二世『医師および外科医の二つの学会参加者に向けたメッセージ』（1980年10月27日）5（*AAS* 72［1980］, 1127-1128）。

究、あるいは遺伝子治療や幹細胞を使用するような革新的な研究においても、同じことが言えます。

104. 治療を目的として病者に対して行う実験の場合、病者の状態と、実験を行う薬品や手法によって得られると期待される効果との間に、ふさわしいつり合いがなければなりません。

病者に関する
判断基準

リスクの評価は、事前に研究者や倫理委員会を通して実施しなければなりません。リスク評価は、臨床実験の倫理的正当性を判断する基本となります。

この評価においては、すでに述べた原則が有効です。すなわち、「他に治療法が存在しなければ、まだ試験的な段階にあって、リスクの存在が否定できない場合であっても、患者の同意を得たうえで、先進医療が提供する手段を用いることができます。患者は、こうした手段を受け入れることによって、人類全体の善益に対する寛大さの模範を示すことができます」[213]。

まだリスクが
否定できない
手段に訴える
ことは許容
できるか

「他に確立された治療法が存在しない臨床例においては、患者自身あるいは法定代理人の同意と倫理委員会の承認を条件に、リスクの確率が高い場合であっても、まだ実験段階にある治療法を適用することができます」[214]。

臨床実験において、推定同意を検討することができるのは、切迫した緊急事態にあって、理解することも決定することもできない患者に対して試験的な手法を実施する場合で、実験段階にある手法が唯一の治療法で、事前に倫理委員会で承認されて

緊急時の
実験における
推定同意

213　教皇庁教理省『安楽死に関する宣言』IV（*AAS* 72［1980］, 550）。「既知の手段では成果の得られない疑念のある事例においては、かなり危険な要素はともなうものの、まだ十分に確証されていない新しい手段に、成功の可能性が大いに見込まれることもありえます。もし病者が同意しているのであれば、そのような措置の適用は許容されます」（教皇ピオ十二世『国際神経系病理組織学会第一回大会の参加者に向けたメッセージ』［1952年9月14日］［*AAS* 44（1952）, 788］）。

214　教皇ピオ十二世『世界医師会第八回大会参加者に向けたメッセージ（*Discorso ai partecipanti all'VIII Assemblea dell'Associazione Medica Mondiale*）』（1954年9月30日）（*AAS* 46［1954］, 591-592）参照。

いる場合のみです。後日、患者が理解および決定能力を回復した場合には、患者に対して（あるいは患者の能力を欠いた状態が続く場合には法定代理人に対して）実験に関する情報を通知し、患者が実験に参加するか否かを確認しなければなりません（繰延同意）。

健常者に対する実験と連帯の原理

105. また、「医学の進歩と社会の善益のために自ら率先して貢献する」ために、健常者が自らの意志で参加する臨床実験を実施することもできます。これは、人類の連帯、キリスト者の連帯によって、是認されます。そしてこのような連帯が、この行為を正当化し、意味や価値を与えるのです。「道徳規範が定める限界の範囲内で自分の一部を差し出す行為は、大きな賞賛に値する愛の証であり、軽微な身体的不調が生じるリスクを埋め合わせることができるほどの意義深い霊的成長の機会となります」[215]。

いずれにしても、中間評価でリスクが大きすぎるか、明らかな効果が見られないと判断される場合には、実験を中止しなければなりません。

ヒト胚や胎児に対する実験

106. 出生前の段階にある人間は、人間としての人格の尊厳を有していることを認識しなければなりません。そのため、ヒト胚や胎児に対する研究や実験は、出生後の子どもならびにすべての人間に有効な倫理規範が適用されます。

特に、妊娠という特定の現象に関する観察研究は、「胎児と母親のいのちや完全性に害を与えないということが十分に確かな場合にのみ、医療研究の対象として生きている胎児を扱うことが認められます。しかしその場合でも、しかるべき情報を与えられた両親が同意するという条件」[216]のもとでのみ認められます。

215　教皇ヨハネ・パウロ二世『医師および外科医の二つの学会参加者に向けたメッセージ』（1980年10月27日）5（*AAS* 72［1980］, 1128）。
216　教皇庁教理省指針『生命のはじまりに関する教書』I, 4（*AAS* 80［1988］, 81）。

　一方、新しい処置法を開発するための実験については、有効な科学的前提条件が存在し、明らかに治療目的であり、他の可能な治療法が存在しない場合にのみ、実施することができます。一方、「母胎内においてであれその外においてであれ、また母体外生存能力があるか否かにかかわらず、生きた胎児を使った実験は許されません。大人の場合には、ふつう、臨床実験のためにはしかるべき情報を与えられた本人の同意が必要ですが、胎児の場合は親がそのような同意を与えることはできません。なぜなら、胎児の肉体的完全性を損なうようなことやその生命を絶つようなことを親が自由に決めてはならないからです。さらには、胎児を使った実験にはつねに危険が伴い、多くの場合には胎児の肉体的完全性を傷つけるか、死に至らせる可能性があるからです。胎児を実験の対象や道具として用いることは、人間の尊厳に対する犯罪です」。特に、「人間の生きた胎児を、実験のためや、営利目的のために、そのまま（in vivo）あるいは試験管内に（in vitro）保存することは、まったく人間の尊厳に反します」[217]。

107. さらに、臨床実験においては、弱い立場にいる人たちが参加する場合、従属関係（学生、受刑者、軍人）、社会的な不安定さや貧困（ホームレス、失業者、移民）、文化教育レベルの低さなどが認められる場合には、特別な注意が必要です。こうした要因によって、有効なインフォームド・コンセントを得ることが困難になることもあるからです。

　新興国や発展途上国においては、実験は何よりもまず、実験が行われる国の住民に直接また具体的に関係する臨床的か

弱者を被験者とした実験

217　教皇庁教理省指針『生命のはじまりに関する教書』I, 4（*AAS* 80 [1988], 82）。「わたしは、ヒト胚に対する実験的な操作を、極めて明確かつ正式な形で非難します。人間は、受精から死にいたるまで、いかなる理由があろうとも手段化されてはならないからです」（教皇ヨハネ・パウロ二世『教皇庁立科学アカデミー会合参加者に向けたメッセージ』[1982年10月23日] 4 [*AAS* 75 (1983), 37]）。

つ科学的目標をもつべきです。新興国や発展途上国において実験を評価し、実施するために用いられる科学的倫理的判断基準は、先進国で実施される実験の場合と同じものでなければなりません。

　新興国や発展途上国で実験を実施する場合、現地の伝統と文化を尊重しなければなりません。また、依頼国の倫理委員会および対象国の倫理委員会の両方から、事前に承認を得るべきです。

出産適齢期の女性を対象とした実験

108. 臨床実験、特に確立された治療法が存在しない深刻な疾患を対象とする実験に関しては、妊娠した場合にリスクが生じる可能性があります。実験段階にある治療は、妊娠可能な女性はもちろん、男性側にも関わることです。患者には、実験への参加を決めるうえで、そうしたリスクがあることを知らせなければなりません。治療による有害な影響がなくなるまで、妊娠の開始を避ける必要があることを理解してもらう必要があります。

　医師、または営利目的で実験的研究を依頼する者は、実験に参加する条件として、避妊や人工妊娠中絶を要求してはなりません。

臓器および組織の提供と移植

109. 現代の移植医学の進歩と普及によって、最近までは死を待つのみであるか、死なないまでも苦痛や制約の多い生活を強いられてきた多くの患者の治療や回復が可能となりました[218]。

臓器の提供と移植の道徳的価値

　臓器の提供と移植は、いのちに対する奉仕と、人類を結びつける連帯の重要な表現であり、また「特別なかたちの愛の証」[219]

218　教皇ヨハネ・パウロ二世『臓器提供ネットワーク第一回国際大会参加者に向けたメッセージ（*Discorso ai partecipanti al I Congresso Internazionale sui trapianti di organi*）』（1991年6月20日）1（*Insegnamenti* XIV/1［1991］, 1710）参照。

219　教皇ベネディクト十六世『教皇庁生命アカデミー主催の国際会議参加者に向けた臓器提供に関するメッセージ（*Discorso ai partecipanti al Congresso Internazionale*

です。ですから、臓器の提供と移植には、この医療行為を正当
化するだけの道徳的価値があります。

110. 移植という医療的処置は、「贈与という人間的行為と切って
も切り離せません」[220]。実際、ドナーは、臓器を提供贈与する
にあたって、寛大な心で自由意志から同意するのです。

　　生体ドナーから臓器を摘出する場合、意志を表明する能力
をもった本人から、直接同意を得なければなりません[221]。特に
弱い立場にある提供者には、特別な注意を払わなければなりま
せん。

生体ドナーから
の摘出の同意

　　臓器を遺体から摘出する場合、ドナーが生前に何らかのか
たちで同意を表明しているか、法的に提供者の代理人となりう
る者が同意を表明していなければなりません。生命医科学の進
歩によって、「愛するようにとの招きを死後にまで延長すること」
が可能になりました。そのためには、「死んだ後にのみ実現する
捧げものですが、生きている間に、体の一部をささげる」こと
を、人々に促していかなければなりません。これこそ、「他者の
ためにいのちを与える偉大な愛の行為」[222]です。

遺体からの摘出
の同意

111. 移植という医療行為は、単なる輸血であっても、自己を犠牲
にする愛の「救いの計画」に参画するのですから、「ドナーの自
己犠牲やいのちを与える愛の行為と切り離すことができない」[223]
のです。

promosso dalla Pontificia Accademia per la Vita sul tema della donazione di
organi)』（2008年11月7日）（*AAS* 100 [2008], 802)。

220　教皇ヨハネ・パウロ二世『臓器提供ネットワーク第一回国際大会参加者に向けた
　　　メッセージ』（1991年6月20日）3 (*Insegnamenti* XIV/1 [1991], 1711)。
221　『カトリック教会のカテキズム』2296参照。
222　教皇ヨハネ・パウロ二世『臓器提供ネットワーク第一回国際大会参加者に向けた
　　　メッセージ』(1991年6月20日) 4 (*Insegnamenti* XIV/1 [1991], 1712)。『カトリッ
　　　ク教会のカテキズム』2301参照。
223　教皇ヨハネ・パウロ二世『臓器提供ネットワーク第一回国際大会参加者に向けた
　　　メッセージ』（1991年6月20日）5 (*Insegnamenti* XIV/1 [1991], 1713)。

医療的介入が もつ仲介という 性格	保健医療従事者はこの場合、「特別に重要な行為の仲介者となります。それは、時には自分が死んだ後であっても、他者を生かすために人が行う自己贈与です」[224]。
	「科学がより進んだ新しい治療法を発見する時まで、わたしたちがたどっていくべき王道は、すべての人に開かれ、誰も排除しない連帯の文化を築き、広めることであるはずです」[225]。
同一人物への 移植	112. 自家移植、すなわち摘出と移植が同一人物に行われる場合の移植は、全体性の原則、すなわち体全体の善益のためであればその一部を自由に扱うことができるとする原則にもとづき、正当化されます。
卵巣組織の 自家移植	特殊な形態の自家移植の一つに、卵巣組織の自家移植があります。これは、化学療法や放射線治療のような、将来的な受胎能力に悪影響を及ぼす可能性のある極めて強い作用をもつ治療を行う前に、患者の卵巣組織を採取するものです。自己由来の卵巣組織の保存と移植は、原則的に容認されます。
他者への移植	113. 同種移植、すなわちレシピエントと同じ種である人間から摘出を行う移植は、人と人とを結びつける連帯の原理にもとづ

224　教皇ヨハネ・パウロ二世『臓器提供ネットワーク第一回国際大会参加者に向けたメッセージ』（1991年6月20日）5（*Insegnamenti* XIV/1 [1991], 1713）。「医師は、処置が難しくとも、そして迅速に対応する必要、任務に最大限集中する必要があったとしても、自分の行為に内在する愛の神秘を見失ってはなりません」（同所）。「十戒のさまざまなおきては、実は、人間の善に関する一つのおきてが、神、隣人、そして物質的世界とかかわる霊的で肉体的な存在として人間を特徴づける多くの異なる善のレベルにおいて、種々に反映したものにすぎません」（教皇ヨハネ・パウロ二世回勅『真理の輝き』13 [*AAS* 85 (1993), 1143-1144]）。

225　教皇ベネディクト十六世『教皇庁生命アカデミー主催の国際会議参加者に向けた臓器提供に関するメッセージ』（2008年11月7日）（*AAS* 100 [2008], 804）。「贈与の倫理である移植医療において、多くの人々のいのちに直接関わる問題に対して人々の意識をさらに喚起するために、教育と情報提供にできるだけ力を注ぐという責務を果たすことが、すべての人に求められています。ですから、いのちという偉大なたまものに対する意識がすべての人の間にもっと広まるように、先入観や誤解を取り除き、不信感や恐怖を払拭し、それらを確信や信頼感に換えることが必要です」（同所）。

いて正当化されます。

　「人類は、まずは輸血、それから臓器移植の登場によって、
他者の生存のために自分の血や体の一部を提供するという方法
を発見しました。科学や専門教育、医師や保健医療従事者たち
の献身によって、(中略) 驚くべき新たな挑戦がはじまっていま
す。わたしたちは新しい方法で隣人を愛することに挑むのです。
超えてはならないある種の限界があるとしても、すなわち人間
本性そのものが定める限界の範囲内であったとしても、福音書
のことばにあるように、『最後まで』(ヨハネによる福音書13:1)
愛し抜くのです」[226]。

　　連帯の原理の
　　説明

114. 同種移植においては、生̇体̇ド̇ナ̇ー̇あるいは遺̇体̇から臓器を
摘出することができます。前者の場合に摘出が正当化される条
件は、「提供者の肉体と精神への悪影響やリスクが、レシピエン
トの求める善益とつり合いが取れていることです。(中略) 他人
の死を遅らせるためであろうとも、人体を切断して障がい者に
したり、直接死に至らせたりすることは倫理的にゆるされるこ
とではありません」[227]。

　　生体ドナー
　　あるいは
　　遺体からの
　　臓器摘出が
　　許される基準

　後者の場合、ドナーはもう亡くなっており、臓器は遺体か
ら摘出されます。たとえ人の遺体が、主体としての尊厳や、生
きている人格のもつ究極の価値はすでに失われていても、それ
に対しては常に敬意が払われるべきです。「死体は、その言葉
自体が意味しているように、すでに権利の主体ではありません。
人格だけが権利の主体となりえますが、死体は人格性を失って
いるからです」。結果として、「その体を、道徳的に非難される
ことがなく、むしろ高尚で有益な目的のために用いる」決定は、
「断罪されるべきものではなく、むしろ積極的に正当化されるべ

226　教皇ヨハネ・パウロ二世『臓器提供ネットワーク第一回国際大会参加者に向けた
　　メッセージ』(1991年6月20日) 2 (*Insegnamenti* XIV/1 [1991], 1711)。
227　『カトリック教会のカテキズム』2296参照。

きです」[228]。ただし、こうした利用のためには、亡くなった人自身の生前の同意があるか、法定代理人から異議が出されていないことが必要となります。死後の臓器の無償提供は正当化されます[229]。

診断による
死亡確認

しかしながら、臓器の摘出が死の原因となったり、死を早めたりすることを避けるために、ドナーの死亡を確認する必要があります。遺体からの臓器の摘出は、ドナーの死亡診断が確定した後に正当化されます。したがって、「死亡が正式に確認されるまでは、亡くなった人の体を遺体とみなさず、そのように扱うことがないように配慮する」義務があります[230]。

死亡の確定

115. 生命維持に関わる臓器が遺体から摘出されるようになったことで、死亡状態の確実な診断という新しい問題も生じています。

死は、「人格そのものである統一的で統合された全体が完全に統合性を失う」[231]という意味において、分離や解消、断絶だと認識されています[232]。「もちろん、このような破壊は、人間全体を襲うわけではありません。キリスト教信仰および他の宗教も、死の後、人間の霊的な根源が継続することを肯定してい

228　教皇ピオ十二世『イタリア角膜ドナー協会およびイタリア盲人協会の代表に向けたメッセージ（*Discorso ai delegati dell'Associazione italiana donatori di cornea e dell'Unione italiana ciechi*）』（1956年5月14日）（*AAS* 48 [1956], 462-464）。

229　『カトリック教会のカテキズム』2301参照。

230　教皇ピオ十二世『イタリア角膜ドナー協会およびイタリア盲人協会の代表に向けたメッセージ』（1956年5月14日）（*AAS* 48 [1956], 466-467）。

231　教皇ヨハネ・パウロ二世『臓器移植国際大会参加者に向けたメッセージ（*Discorso ai partecipanti al Congresso Internazionale sui trapianti*）』（2000年8月29日）4（*AAS* 92 [2000], 823-824）。

232　第二バチカン公会議『現代世界憲章』18、教皇ヨハネ・パウロ二世使徒的書簡『サルヴィフィチ・ドローリス（苦しみのキリスト教的意義）』15（*AAS* 76 [1984], 216）、教皇ヨハネ・パウロ二世『教皇庁科学アカデミー主催の「死の瞬間」決定問題に関するワーキング・グループ参加者に向けたメッセージ（*Discorso ai*

ます」[233]。

「人の死は、（中略）どんな科学技術や経験的手法によっても、直接解明できない事象です。ただ、人間の経験から、死が訪れた際に、生物学的ないくつかの徴候が不可避的に生じることが分かっています。そして医学は、より正確かつ詳細にこの徴候を認識できるようになりました。現代医学が用いるいわゆる『死亡確定の判断基準』は、人間の死の正確な瞬間を科学的・技術的に決定するものと理解すべきではありません。むしろそれは、その人が実際にすでに死んでいることを表している生物学的な徴候を特定するための科学的に確実な手段であると解するべきです」[234]。

死亡確定の判断基準

生命医科学的観点からすると、死は、人体というあの統一的な全体の統合が完全に失われたことを意味します。この統合の喪失の徴候の確認とその医学的な解釈は、道徳ではなく、科学の領域に属します。死の臨床的な徴候をできるかぎり正確に確定するのは、医学固有の権限に属するのです。いったんこの決定がなされれば、それをふまえて、新しい技術や新しい治療の可能性がひき起こす道徳的な問題や意見の対立に対処することになります。

死の臨床的な徴候

partecipanti all'Incontro promosso dalla Pontificia Accademia delle Scienze sulla «Determinazione del momento della morte »)』（1989年12月14日）4（*AAS* 82［1990］, 768）参照。

233 教皇ヨハネ・パウロ二世『**教皇庁科学アカデミー主催の「死の瞬間」決定問題に関するワーキング・グループ参加者に向けたメッセージ**』（1989年12月14日）4（*AAS* 82［1990］, 769）。「霊魂と肉体とは根底から結びついているので、霊魂を肉体の『形相』というべきです。すなわち、物質から成る肉体は霊魂のおかげで、生きた人間のからだとなっているのです。人間のうちなる精神と物質とは結合した二つの本性ではなく、この結合によってただ一つの本性が形成されています」（『カトリック教会のカテキズム』365）。「教会の教えによれば、各霊魂は直接神によって創造されたものであって、親から『作られた』ものではありません。教会はまた、霊魂は不滅であると教えています。霊魂は死のときに肉体から分離しますが、消滅することなく、最後の復活のときに、再び肉体と結ばれます」（『カトリック教会のカテキズム』366）。

234 教皇ヨハネ・パウロ二世『**臓器移植国際大会参加者に向けたメッセージ**』（2000年8月29日）4（*AAS* 92［2000］, 824）。

脳の徴候と
心肺の徴候

116.「しばらく前から、死亡確定の科学的な根拠として、伝統的な心肺的な徴候よりも、いわゆる『神経学的な』判断基準に重点が置かれるようになってきていることは、よく知られています。要するに、世界の科学者コミュニティが決定し、共有する基準によれば、脳のすべての活動（大脳、小脳、脳幹）が全面的に不可逆的に停止していることを指します。個々の人体の統合能力それ自体が失われているしるしだからです。現代の死の確定基準が「脳の」徴候によって判断するにしても、伝統的な心肺的な徴候を用いるにしても、教会が科学的な選択をすることはありません。教会は、医学が提供するデータと、キリスト教的な視点にもとづく人格の統一的な概念とを比較し、同調できる点と、人間の尊厳の尊重を危険にさらしかねない問題点を明らかにすることで、福音的な責任を果たすにとどまります」[235]。

神経学的基準の
許容性

　完全な脳死の判断基準とそれに関連する徴候をもって、身体機能の統一性が不可逆的に失われたことが確実であると主張できるだけの根拠を、科学的データが提供しているとすれば、神経学的基準を認めることができます。「ただし、それが厳格に適用され、正しい人間学概念の基本的要素と矛盾しないと思われる場合のみです。そのため、職業上こうした死亡確定の責任を果たす保健医療従事者は、この基準に依拠して、道徳に関する教義において『道徳的妥当性』という用語で呼ばれる倫理的判断における確信に、それぞれ事例ごとに到達することができます。この『道徳的妥当性』というのは、倫理的に正しく行動するために必要かつ十分な確信のことを言います。したがって、こうした確信がある場合にのみ、ドナーまたはその法定代理人のインフォームド・コンセントを事前に得たうえで、移植目的の臓器摘出のために必要な技術的手順を開始することが道徳的

235　教皇ヨハネ・パウロ二世『臓器移植国際大会参加者に向けたメッセージ』（2000年8月29日）5（*AAS* 92 [2000], 824）。

に正当化されるでしょう」[236]。

「実際、このような状況においては、恣意的であるとの疑念 **慎重に判断する**
を少しももたれてはいけません。そして確信に達しないのであ **という原則の**
れば、慎重に判断するという原則を優先させなければなりませ **優先**
ん。この問題に関しては、移植の実践の人類学的、社会的、倫
理的、司法的な意味について、一般の人々によりはっきりと認
知してもらえるように、学際的な研究や考察を推進していくこ
とも有益です」[237]。

子どものドナーからの臓器の摘出

117. 子どものドナーからの臓器摘出は、特に注意が必要です。 **臨床的な徴候の**
特有の死亡確定基準を子どもに適用する必要がありますし、両 **正確な確認**
親に摘出の同意を要請する際に、そのデリケートな心理状態に
配慮する必要があるからです。子どもの臓器が必要であるから
といって、子どもの死亡確定のための臨床的な徴候の正確な確
認を怠ることは、どんな場合でも正当化できません。

異種移植

118. 現在ではまだ実験段階にありますが、異種移植、すなわち **許容性の**
動物由来の臓器や組織を移植することによって、人に移植する **判断基準**
ための臓器の調達の問題が解消されるのではないかと議論され
ています。「異種移植が許容されるためには、二つの条件を満た
す必要があります。移植された臓器によって、それを受ける人
の心理的あるいは遺伝的アイデンティティーの健全性に悪い影
響を及ぼさないことと、レシピエントを過度のリスクにさらす
ことなく、異種移植をねらい通りに実行できるだけの生命医科

---

236 教皇ヨハネ・パウロ二世『臓器移植国際大会参加者に向けたメッセージ』(2000年
8月29日) 5 (*AAS* 92 [2000], 824)。
237 教皇ベネディクト十六世『教皇庁生命アカデミー主催の国際会議参加者に向けた
臓器提供に関するメッセージ』(2008年11月7日) (*AAS* 100 [2008], 804)。

学的な可能性が確証されていることです」[238]。さらに、次の判断
基準を遵守することで、この手法に利用される動物を尊重する
必要もあります。それは、必要のない苦痛を避けること、必要
性と合理性の判断基準を尊重すること、動物界の種の多様性や
均衡を大きく変えてしまう可能性を含んだ制御できないほどの
遺伝子組み換えを避けることです[239]。

移植と人間のアイデンティティー

特定の臓器の移植は道徳に反する

119. すべての臓器が提供可能なわけではありません。倫理的な
観点から、脳と生殖腺は移植の対象から除外されなければなり
ません。それぞれ、人格のアイデンティティーと生殖アイデン
ティティーに関わるからです。人格をもった人間の唯一性に具
体的に関わる器官だからです。医学は、この唯一性を保護しな
ければなりません。

移植における不正

臓器売買の否定

120. 臓器を売買したり、レシピエントを選ぶ際に差別的または
実利的な基準を採用したりすることは、臓器提供の根底にある
自己贈与という意義に反します。ですから、こうした行為は道
徳的に許容できません。移植における不正や臓器の取引は、子
どものような最も弱い立場にある人たちを巻き込むことも多い
のです。世界の科学界や医学界の組織は、このような行為を容
認できないものとして、一致団結して拒絶しなければなりませ
ん。これらを憎むべきものとして徹底的に非難すべきです[240]。

---

238 教皇ヨハネ・パウロ二世『臓器移植国際大会参加者に向けたメッセージ』(2000年
8月29日) 7 (*AAS* 92 [2000], 825)。

239 教皇庁生命アカデミー『異種移植の展望：科学的側面と倫理的考察 (*La
prospettiva degli xenotrapianti. Aspetti scientifici e considerazioni etiche*)』(バ
チカン市国、2001年) 9。

240 教皇ベネディクト十六世『教皇庁生命アカデミー主催の国際会議参加者に向けた
臓器提供に関するメッセージ』(2008年11月7日) (*AAS* 100 [2008], 803) 参照。

96

依存症

121. 医学や保健医療の観点から見た依存症とは、薬物、アルコー
ル、麻薬、たばこといった物質や製品を常習的に使用し、それ
らを抑制が効かないほど必要と感じ、欠乏した際には心身の不
調を引き起こすこともある状態を言います。

依存症の広がり

　現代社会において、依存症は懸念される事態となっていま
す。ある意味で、悲劇的な現実とも言えます。依存症は、一方
では、今日の社会や文化が瀕している価値や意味の危機と関連
しています[241]。他方で、効率主義、行動主義、過度の競争、社
会的交流の匿名性から生じているストレスや欲求不満とも関係
しています。

　依存症がひき起こす悪影響とその治療は、医学の領域のみ
にとどまる問題ではありません。しかしながら、医学には、予
防と治療に関する独自のアプローチがあります。

薬物依存症

122. 薬物依存症は、いのちを危険にさらすほど、いのちの意味
や価値を見失った状態とも表現できます。オーバードーズによ
る死の事例は、多くの場合、真に固有の意味での自殺として扱
われます。

薬物依存症の
原因

123. 道徳的観点からは、「薬物の乱用はつねに許容できません。
なぜならば自由な人間として考え、望み、行動することに対し

薬物依存症の
倫理的な評価

241　「アルコールや麻薬の乱用は、原因も状況も痛ましいほど複雑ですが、通常その根
　　底には、価値の不在や、自己、他者、生命一般に対する信頼の欠如が原因となっ
　　て生じる、実存的な虚無が存在しています」(教皇ヨハネ・パウロ二世『「いのち
　　に反する薬物とアルコール」第六回国際大会参加者に向けたメッセージ [*Discorso
　　ai partecipanti alla VI Conferenza Internazionale su « Droga e alcool contro la
　　vita»*]』[1991年11月23日] 2 [*AAS* 84 (1992), 1128])。

て不誠意でかつ不合理な放棄をもたらすからです」[242]。薬物使用が許容できないという判断は、その人を断罪するための判断ではありません。薬物依存者は、重い隷属状態[243]のような特殊な状況の中で生きています。

回復への道　そこからの回復の道は、道徳的に断罪することでも、法的な規制強化でもありません。むしろ、価値観を再獲得するように働きかけるべきです。薬物依存者にありえるかもしれない過ちを隠すことなく、家族や社会に復帰できるように解放を手助けするのです。したがって、薬物依存からの脱却は、医学的な治療だけにとどまるものではありません。全人的なあらゆる措置を取るべきことなのです[244]。

薬物乱用は
いのちに反する
行為である

124. 薬物乱用は、いのちに反する行為です。「『薬物使用の自由』や、『薬物を手に入れる権利』を口にすることはできません。人間は自分自身を破壊する権利をもっていないからです。また、神から与えられた人としての尊厳を放棄することはできないし、放棄してはならないからです」[245]。ましてや、自分の選択の代償を他人に払わせる権利は、誰ももっていません。

アルコール依存症

アルコール
依存症の
倫理的評価

125. アルコールも、健康に有害な影響を及ぼすことがあります。実際、アルコールの過剰摂取が、アルコール依存症をひき起こ

242　教皇ヨハネ・パウロ二世『「いのちに反する薬物とアルコール」第六回国際大会参加者に向けたメッセージ』（1991年11月23日）4（*AAS* 84［1992］, 1130）。

243　教皇ヨハネ・パウロ二世『治療共同体第八回世界大会参加者に向けたメッセージ（*Discorso ai partecipanti all'VIII Convegno mondiale delle comunità terapeutiche*）』（1984年9月7日）3（*Insegnamenti* VII/2［1984］, 347）参照。

244　教皇ヨハネ・パウロ二世『治療共同体第八回世界大会参加者に向けたメッセージ』（1984年9月7日）7（*Insegnamenti* VII/2［1984］, 350）参照。

245　教皇ヨハネ・パウロ二世『「いのちに反する薬物とアルコール」第六回国際大会参加者に向けたメッセージ』（1991年11月23日）4（*AAS* 84［1992］, 1130）。「麻薬の使用は人間の健康といのちを非常な危険に陥れます。厳密な治癒的処方以外で

す傾向があります。アルコールを継続的に摂取し、より多くの
量を求めることによって依存症となります。アルコールの大量
摂取と依存症は、健康に気を使い、健康状態を保ちつつ、それ
とともにいのちを守っていく道徳的な義務をなおざりにする行
為です。実際、アルコールの大量摂取にしても、依存症にして
も、人格の身体的、精神的、霊的な健康に非常に有害な結果を
もたらします。さらにアルコール依存症は、交通事故や労災、
家庭内暴力の原因となることも多く、子どもや孫にまで影響を
及ぼす可能性もあるため、広く社会にも影響を与えています。
一部の国や地域では、アルコール依存症が蔓延し、深刻な社会
的弊害となっています。特に懸念されるのは、女性と若年層に
おけるアルコール摂取が拡大し、その低年齢化が進むと、子ど
もの心身の通常の成長を妨げることになります[246]。

126. このような社会的弊害に対して、保健医療活動や保健医療　　全人的な人間性
政策の責任者、ひいては保健医療従事者は、特に若年層に注意　　を取り戻す
を向けながら、薬物依存からの脱却と治療、予防対策のシステ　　ための行動
ムを構築するよう求められています。アルコール依存者は、医
学的な治療を必要とする病人ですが、治療だけでなく、連帯や
精神療法というレベルでも助けを必要としています。依存者の
ためには、全人的で総合的なあらゆる策が講じられなければな
りません。

の使用は、大罪となります。麻薬の密造や密売は恥ずべき行為です。道徳律とは
まったく相反するものの使用を促す行為に直接協力するものだからです」（『カト
リック教会のカテキズム』2291）。

246　「高い貧困率や失業率も含めた社会の現在の経済的な状況が、若年層の間で心配や
不安、失望や社会的疎外感が拡大するのを助長している可能性があります。生き
ていくうえでの諸問題から逃避する手段として、アルコールというまやかしの世
界に引き込まれている可能性があるのです」（教皇ヨハネ・パウロ二世『アルコー
ル依存症に関する会議参加者に向けたメッセージ［*Discorso ai partecipanti ad
un Convegno sull'alcoolismo*］［1985年6月7日］［*Insegnamenti* VIII/1 (1985),
1741]）。

たばこ依存症

たばこ依存症の
倫理的評価

127. 喫煙が健康に悪い影響を与えることは、医学研究によって
すでに確認されています。喫煙者本人（能動喫煙）だけでなく、
周辺で煙を吸い込んだ他者の健康にも悪影響を及ぼします（受
動喫煙）。現在たばこは、世界中で主要な死因のひとつです。し
たがって、喫煙は、避けることのできない道徳的問題となって
います。

喫煙の習慣は、青少年や女性の間でさらに拡大しつつあり
ます。特に思春期の子どもは、依存症やたばこの身体的心理的
な悪影響の危険に大きくさらされています。保健医療政策の責
任者、そして保健医療従事者は、このような状況に無関心であっ
てはなりませんし、それぞれの活動の場で、的をしぼった適切
な教育活動を実施し、予防と抑止に努める責任があります。

向精神薬

賢明な判断基準

128. 向精神薬は、特定の症例において身体的および精神的な苦
痛を緩和することを目的とした特殊なタイプの医薬品です。こ
のような向精神物質を医師の指示で服用する際には、常用や依
存の危険を避けるため、非常に慎重な判断基準に従わなければ
なりません。

「適切な予防措置と情報提供によって、リスクを最小限に抑
えるように努めることは、保健医療当局、医師、研究所の責任
者の責務です」[247]。

倫理的許容性

129. 向精神薬は、治療目的で、対象者の人格をしかるべく尊重
しながら投与する場合、倫理的に許されます。向精神薬にも、
治療処置の許容性についての一般的条件が適用されます。

---

247 教皇ヨハネ・パウロ二世『いのちに反する薬物とアルコール』第六回国際大会参
加者に向けたメッセージ』（1991年11月23日）4（*AAS* 84［1992］, 1130）。

特に、患者の意志決定能力を考慮しながら、可能な場合にはいつでもインフォームド・コンセントを求めるべきです。また、向精神薬の選択や投与にあたっては、症状の原因を綿密に調べる病因学的根拠とこのような薬に頼らざるをえない理由を考慮しながら、治療のつり合いの原則が尊重されなければなりません[248]。

患者の
意志決定能力の
尊重

130. 特定の能力の強化や、人為的な安らぎや幸福感を得ることを目的とした、治療目的以外の向精神薬の利用および乱用は、道徳的に許容できません。そうすることで、人間としての経験が置き換わってしまい、患者の自己実現の結果が改ざんされ、人としてのアイデンティティーも、真実性も危険にさらされ、効率主義文化を助長してしまうからです。このような向精神薬の不適切な使用や乱用は、薬物使用と同等の行為であり、薬物依存症に関してすでに述べた倫理的判断が有効となります。

小児患者に対しては、安易に向精神薬に頼ることがないように、特別な注意が必要です。

治療目的以外の
利用および乱用
は許容されない

心理学と精神療法

131. どんな病いにおいても、それが付加的な要因であれ、もしくは人生体験によるものであれ、心理的要素が多かれ少なかれ重要な役割をもっていることは明らかです。心療内科は、こうした側面を専門的に扱います。そこでは、保健医療従事者と患者との間の人間的関係も治療的効果をもつと考えられています[249]。

保健医療従事者は、患者を理解する力を通して専門性や能

心療内科

---

248 教皇ピオ十二世『向精神薬学第一回国際大会参加者に向けたメッセージ（*Discorso ai partecipanti al I Congresso Internazionale di neuro psicofarmacologia*）』(1958年9月9日)（*AAS* 50 [1958], 687-696）参照。

249 教皇パウロ六世『心身医学国際大学第三回世界会議に向けたメッセージ（*Discorso al III Congresso mondiale dell'« International College Psychosomatic Medicine»*）』(1975年9月18日)（*AAS* 67 [1975], 544）参照。

力をより効果的に発揮できるように、患者との間によい関係を育まなければなりません。このような取りくみは、病気を全人的な視点でとらえ、また信仰に支えられることで[250]、治療によい効果をもたらします。

精神療法における人間学的な視点

132. 心理的な不調や病気は、精神療法で対処し、治療することが可能です。それぞれの精神療法には、独自の人間論の視点があることを理解しておかなければなりません。そして、心理的な側面での不調の原因についての仮説を立てて、患者に対し、固有の理論モデルとして、通常は生活の改善による治療を、場合によっては価値体系の変化が必要とされる治療法の両方を提案します。そうすることで、精神療法は患者のパーソナリティーに触れて、それに変化をもたらすことが可能となります。

患者は、セラピストに依存する状態となりますし、軽快または完治を望んでいるわけですから、自分の価値体系とはかけ離れた原則を受け入れるというリスクにさらされることになります。それゆえ、心理的な障害が霊的な原因にもとづくものである可能性も考えられるわけですから、療法はキリスト教的な人間論に適合している必要がありますし、宗教的な性格の支援と組み合わせる必要性もあります。「薬物依存という新しい形態の囚われの状態および非常に多くの人々が陥っている希望の喪失は、社会学や心理学の観点からだけでなく、本質的に霊的な観点からも説明できます。肉体と精神に対する数え切れない治療法が利用できるにもかかわらず、魂が見捨てられたと感じるときの空虚感は、苦しみそのものです。肉体と霊魂という全体において理解された人格の霊的および道徳的善が認識されなければ、全体的な発展と普遍的な共通善はありえません」[251]。

250　教皇ヨハネ・パウロ二世自発教令『人の苦しみ』(1985年2月11日) 2 (*AAS* 77 [1985], 458) 参照。

251　教皇ベネディクト十六世回勅『真理に根ざした愛』76 (*AAS* 101 [2009], 707)。

133. 精神療法は、治療的処置として、道徳的に受け入れられる
ものです[252]。ただし、患者の人格と、霊的また宗教的な信念を
尊重しなければなりません。

　セラピストは、これらの尊重義務にもとづき、患者から求
められ患者から受け取ったインフォームド・コンセントの範囲
内で業務を行わなければなりません。「許可なく他者の財産を横
領したり、同意なく身体の健全性に危害を加えたりすることが
正当化できないように、用いる技術や手法がどんなものであれ、
その人の意志に反して他者の内的世界に入りこもうとすること
は許されません」[253]。また、同じ尊重義務にもとづき、セラピス
トが患者の意志に影響を与えたり、何らかの意志を強要したり
することはできません。

倫理的許容性の
判断基準

134. 道徳的な観点からは、高い倫理観と職業意識をもったセラ
ピストが実施する精神療法は、一般的に受け入れられます。た
だし、催眠療法の不適切な実施などといったある種の療法は、
患者やその家族の健全性を危険にさらすものでなかったとして
も、人格の尊厳の不可侵の原則にもとづき、道徳的に受け入れ
られない可能性があります。

高い倫理観の
必要性

司牧ケアと病者の塗油の秘跡

135. 病者の司牧ケア（パストラルケア）とは、病気の人に霊的
で宗教的な支援を行うことです。これは病者の権利であるとと
もに、教会の義務でもあります（マタイによる福音書10:8、ル
カによる福音書9:2および19:9参照）。ですから、司牧ケアを保

病者の権利と
教会の義務

252　「現代心理学は、その総体として考えると、道徳的および宗教的な観点から賞賛
　　に値するものです」（教皇ピオ十二世『国際応用心理学協会第十三回大会に向け
　　たメッセージ［*Discorso al XIII Congresso dell'Associazione Internazionale di
　　Psicologia applicata*］［1958年4月10日］［*AAS* 50 (1958), 274]）。
253　教皇ピオ十二世『国際応用心理学協会第十三回大会に向けたメッセージ』（1958
　　年4月10日）（*AAS* 50［1958], 276）。

証しなかったり、その実施を任意のものとしたり、推奨しなかったり、妨害したりすることは、この権利の侵害となります。

保健医療に関する司牧の基本的かつ固有の責務

　司牧ケアは、保健医療に関する司牧に携わる者の基本的かつ固有の責務ですが、それ以外の人が関与できないわけではありません。司牧ケアにおいては、人の肉体的、心理的、霊的次元の相互作用が必要とされ、自らの信仰を証しなければならないため、あらゆる保健医療従事者は、これを求める人に対して、はっきりとした形であれ、暗示的であれ、宗教的な支援を保証できる状態にしておかなければなりません[254]。「『いのちのことば』であるイエスにおいて、神の永遠のいのちはこのように宣言され、与えられるのです。この宣言とたまもののおかげで、わたしたちの身体的ないのち、霊的ないのちは、地上においても十全な価値と意義を持つことができるのです。それは、神の永遠のいのちは、この世におけるわたしたちの生が方向づけられ、招かれる目標そのものだからです」[255]。

宗教的支援の奨励と受け入れ

136. 宗教的支援のためには、保健医療施設内に適切で品位ある空間を設け、宗教的行為のためのふさわしい器具を揃えます。

　保健医療従事者は、患者からの宗教的支援の要請を奨励し、受け入れる用意が十分に整っていることを示さなければなりません。通常、あるいは一時的な理由で、司牧者による宗教的支援が行えないところでは、保健医療従事者が認められた可能な範囲で直接これを実行するべきです。ただし、その場合、保健

254　「経験は、予防のためであれ、治療のためであれ、支援を必要としている人が、目の前の器質的な病理を超えた何かを必要としていることを教えてくれます。患者が医師に期待するのは、適切な治療だけではありません。遅かれ早かれそうした治療だけでは十分でないことが判明するのは避けられません。患者は医師に、苦しみや死の神秘にも意味を見出すことができるいのちのビジョンに参加することを知っている兄弟としての、人間的な支えを期待しているのです。存在の至高の問いに対して、これほどの平穏をもたらす答えは、信仰以外のどこから得られるでしょうか」(教皇ヨハネ・パウロ二世『カトリック外科医世界大会に向けたメッセージ』[1982年10月3日] 6 [*Insegnamenti* V/3 (1982), 675])。

255　教皇ヨハネ・パウロ二世回勅『いのちの福音』30 (*AAS* 87 [1995], 435)。

医療従事者は、患者の自由意志や宗教上の信仰を尊重し、また
それが保健医療支援本来の義務から逸脱するものではないとの
認識をもって、その責務を果たすべきです。

137. 病者に対する宗教的な支援は、より幅の広い保健医療に関
する司牧の枠組みの中にあるものです。それは、苦しんでいる
人たちやその家族、ケアを担当する専門の保健医療従事者やボ
ランティアに主のみ言葉と恵みをもたらすという教会の寄り添
いと行動を目指すものです。

司祭、助祭、修道者、適切な養成を受けた信徒は、病者 **キリストに**
の司牧ケアに携わることによって、個人または共同体として行 **おける**
う奉仕の任務を遂行します。彼らはキリストとともに人間の苦 **神のいつくしみ**
しみに身をかがめ、福音宣教、聖化、そして愛の実践という主 **の追体験**
から教会に委ねられた責務の特権にあずかり、独特の仕方で
任務を果たしながら、神のいつくしみを追体験します[256]。

このことが意味するのは、病者の司牧ケアが、カテケージ **病気の**
ス（要理教育）、典礼、そして愛の実践の中で特別な位置を占め **福音宣教化と**
ているということです。すなわち司牧ケアは、病気に福音的な **秘跡の挙行**
意味を与え、キリストとの交わりの中で生きる苦しみにあがな
いの意味を見出す手助けをし、再創造といのちをもたらす神の
恵みの効果的なしるしである秘跡を挙行し、「ディアコニア（奉
仕）」と「コイノニア（交わり）」とによって愛のもつ強い癒し
の力を証するのです。

138. 病者の司牧ケアにおいては、病者の塗油という特別な固有 **病者の**
塗油によって
神に近づく

---

256 「過越の神秘から、特別な一条の光が発せられています。それは、福音宣教とい
う大きな責任の中で、保健医療司牧に果たすよう求められている固有の責務です」
（教皇ヨハネ・パウロ二世『教皇庁保健従事者評議会第二回総会参加者に向けた
メッセージ [*Discorso ai partecipanti alla II Assemblea Plenaria del Pontificio
Consiglio della Pastorale per gli Operatori Sanitari*]』[1992年2月11日] 7 [*AAS*
85 (1993), 264]）。『カトリック教会のカテキズム』1503 参照。

の秘跡を通して、真実と恵みに満ちた神の愛に近づくことができます[257]。

**秘跡の
特別な効果**

　この秘跡は、いのちの危険にあるキリスト者に執行することで、肉体も霊魂も救います。つまり、この秘跡は、苦しみと死の神秘を照らす光、および人間の現在を神の未来へと開く希望を示しながら、霊肉一体の存在としての人間に慰めと力を与えます。「その人全体が、救いのための支援を受け、神への信頼に勇気づけられるように感じ、悪の誘惑や死の不安に対抗する新しい力を得るのです」[258]。

**適切な準備の
カテケージス**

　諸秘跡と同様に、病者の塗油も、適切な準備のカテケージスが事前に行われるべきです。秘跡を受ける人が秘跡の恵みを自覚し、責任をもつようにするためです[259]。

**病者の塗油の
秘跡執行者**

139. 病者の塗油の固有な執行者は、司祭（司教および司祭）です[260]。司祭は、高齢や重病のため、あるいは重大な外科手術を控えているために、健康状態に深刻な懸念がある信者に対し、この秘跡を授与します[261]。

257　ヤコブの手紙5:14-15参照。「重い病気を患った人は、不安と苦痛の状態にあって、信仰を揺るがす危険な誘惑に負けてしまわないように、神の特別な恵みを必要としています。キリストはまさにそのために、塗油の秘跡という極めて有効な力と支えを病気の信者に与えようと望まれたのです」（教皇庁典礼秘跡省『病者の塗油と司牧ケア［*Sacramento dell'unzione e cura pastorale degli infermi*］［1972年12月7日］5）。『カトリック教会のカテキズム』1511参照。

258　教皇庁典礼秘跡省『病者の塗油と司牧ケア』6。

259　「この秘跡の恵みにより、病人はキリストの受難にいっそう緊密に一致する力とたまものとを受けます。病人は、あがないをもたらすキリストの受難にあやかって実を結ぶために、いわば聖別されるのです」（『カトリック教会のカテキズム』1521）。「この秘跡を受ける病人は『進んで自分をキリストの受難と死に合わせて、神の民の善に寄与します』。教会は聖徒の交わりの中でこの秘跡を行いながら病人の幸せのために執り成しますが、病人はこの秘跡の恵みによって教会の聖化とすべての人の善益とに寄与します。事実、教会は、すべての人のために苦しみ、すべての人のためにキリストを通して父である神に自らをささげます」（『カトリック教会のカテキズム』1522）。

260　『カトリック教会のカテキズム』1516参照。

261　『カトリック教会のカテキズム』1514-1515参照。

塗油の秘跡を共同体で挙行すれば、この秘跡に対するネガティブな偏見が克服され、その意義を理解する助けとなり、教会の連帯感を強化してくれるでしょう。

病者がこの秘跡を受けた後でその病気から回復したものの、別の病気にかかってしまった場合、あるいは同じ病気が続いていてさらに悪化した場合、この秘跡を再び受けることができます[262]。

病者の塗油の
繰り返しの授受

「仮に深刻な病気にかかっていなかったとしても、体力が著しく弱っている場合」[263]には、病者の塗油を授けることができます。

病者の塗油の
受領者

また、「十分な理解能力を備えていることを条件に」[264]、状況から必要性が認められる場合には、子どもにも病者の塗油を授けることができます。

病人が意識を失っている場合、理解能力を欠いている場合、死亡したか否かについて疑いがある場合、「意志を表明することができたとしたら、信者として病者の塗油を求めたであろうと考えられるだけの根拠が存在するならば」[265]、秘跡が授与されなければなりません。

倫理委員会と臨床倫理コンサルテーション

140. 保健医療施設の組織面に関して言うならば、医療の可能性は拡大の一途にあり、より洗練され、より複雑化していることに鑑みて、生命倫理にまつわる課題に正面から向き合うことのできる部局を設置することが望ましいと言えます。保健医療従事者の個々の経験や感覚だけでは、職務を実行していくうえで直面する倫理的な問題を解決するのに十分ではない可能性があ

倫理委員会と
臨床倫理
コンサルテー
ションの部局

262 『カトリック教会のカテキズム』1515および教会法第1004条2項参照。
263 教皇庁典礼秘跡省『病者の塗油と司牧ケア』11。教会法第1004条1項参照。
264 教皇庁典礼秘跡省『病者の塗油と司牧ケア』12。教会法第1004条1項参照。
265 教皇庁典礼秘跡省『病者の塗油と司牧ケア』14。教会法第1005-1006条参照。

るからです。こうした役割は、倫理委員会や臨床倫理コンサル
テーション部局が担うべきでしょう。これらの組織は、保健医
療施設においてますます重要性を増していくと思われます。

倫理委員会は
単なる
行政監査機関で
あっては
ならない

　特に重要なのは、倫理委員会は、単なる臨床実験の行政監
査機関にとどまる存在であってはならないということです。むし
ろ、臨床的な決定プロセスを論拠立てる可能性を提供し、日々
の業務において危機に瀕している、そして／または矛盾をきたし
ている倫理的価値を適正に評価することによって、生命医科学
の実践領域においても評価される機関であるべきです。

コンサルテー
ションを通した
決定の円滑化

　「さらに臨床倫理コンサルテーションは、医学と倫理に固有
の枠内において、診断や治療の選択を患者の病床で共有するこ
とによって問題解決を容易にしながら、個々の保健医療従事者
や患者、家族が臨床診療において倫理的な葛藤や疑念を究明す
るのを助けることができます」。同様に、倫理コンサルテーショ
ンも、保健医療に関わる方針決定や計画策定、組織面など、さ
まざまなレベルで意志決定プロセスの円滑化を可能にします。

健康維持の権利と保健医療政策

健康維持の
権利は正義
という価値に
関連する

141. 健康を維持するという基本的な権利は、正義の価値観と関
連しています。それが機能することによって、国民と国家の区別
がなくなります。つまり、客観的な生活状況やその発達段階を
考慮しながら、すべての人の善であり、同時に各個人の善でも
ある共通善が追及されるようになり、それによって、とりわけ特
に市民共同体が保健医療政策の分野の選択を含め、その責務を
負わなければならないからです。このことは、特に経済発展が
初期段階にあるか、ほとんど進んでいない国や国民に当てはま
ります。

公平な
保健医療施設の
配置と財源の配分

142. したがって、国家レベルでは、市民の客観的な必要性に応
じて、公正かつ公平な保健医療施設の配置を保証しなければな
りません。同様に、国際レベル、地球レベルにおいては、所轄

の機関は、連帯や補完性の原理にもとづき、公正かつ公平な財源の配分によって共通善を追求することを求められています。

補完性とは、つまり、侵してはならない人間の自由のことであり、「あらゆる人間の中に、つねに他者に何かを与えることのできる主体を発見することによって、人間の尊厳を尊重します。相関性を人間であることの核心に据えることによって、補完性は、すべてを網羅しようとする形態の福祉国家に対しても、もっとも効果的な対処手段になります」[266]。

補完性の原理

とはいえ、「補完性の原理は、連帯の原理と密接につながっていなければなりません。その逆もまた同様です。というのも、連帯の原理と結びついていない補完性の原理は、社会的な私事本位に流されてしまい、補完性の原理と結びついていない連帯の原理は、困窮している人々にとっては屈辱的である温情主義的な社会援助に流されてしまうからです」[267]。

連帯の原理

143. 特に補完性と連帯の二つの原理は、公平な財源割り当てに関しては保健医療政策の責任者が引き受けて実行すべきであり、そしてとりわけ症例数が定量的に少ない疾病に関しては、少なくとも後発開発途上国においては、製薬業界の責任者が、採用して実行に移すべきです[268]。ここで言う症例数の少ない疾病は、研究や治療法の可能性が人々の連帯に依存する、いわゆる「顧みられない病気」や「希少疾患」を指しています。

補完性の原理と連帯の原理にもとづく保健医療政策

国際社会や世界規模の保健医療政策は、補完性の原理と連帯の原理にもとづいて、先延ばしできない挑戦としてその責務を引き受けなければなりません。それは、最も傷つきやすい人々

266　教皇ベネディクト十六世回勅『真理に根ざした愛』57（*AAS* 101［2009］, 692）。
267　教皇ベネディクト十六世回勅『真理に根ざした愛』58（*AAS* 101［2009］, 693）。
268　「後発開発途上国」という用語は、経済面、制度面、人材面で深刻な問題を抱え、しばしば地理的に不利な条件や天災、人災によってその状況が悪化しており、貧困度が極めて高く、経済的に非常に弱い国を発展途上国から区別するため、1971年に国連が生み出した造語です。したがってこの語は、生活状況が劇的にひどく、改善の可能性も見られない国に対して用いられます。

も、健康とその保護という第一義的で基本的な善を享受できる
ようになるためです。

III

死

自然な最期を迎えるまで支援する	144. 保健医療従事者にとっていのちへの奉仕は、自然な最期を迎えるまでいのちを尊重し、支援することを意味します。人はいのちの主人でも、支配者でもなく、忠実な管理者です。実際、いのちは神のたまものであり、不可侵かつ意のままに扱うことのできないものです。保健医療従事者も、自分がいのちや死の支配者であると考えてはなりません。

保健医療従事者
と終末期患者

145. 回復の見込みがないほど臨床状態が悪化した場合、病者は地上における生の終末期に入るとともに、病気に耐えることが次第に難しくなり、痛みもともなうようになるかもしれません。肉体的な苦痛に加え、死というプロセスがもたらす別離ゆえに、精神的、霊的な苦しみをともなうこともあります。

人格を尊重した
全人的な支援

　人生の終末期においては、人格に敬意が払われるような全人的な支援を通じて、追求すべき基本的な目標として、死がもつ人間的であり、かつキリスト教的でもある側面を適切に奨励していかなければなりません。このような死へと向かう同伴には、心理面および情緒面において能力を備えた保健医療従事者の共感と専門能力が必要です。実際、人間的でキリスト教的な支援の同伴を実現しなければならないわけですが、保健医療従事者や司牧従事者には、それぞれの能力や責任にもとづき、この同伴のために専門的で良心的な貢献をするように呼びかけられています。

職業的な使命と
倫理的責任の
実証

　保健医療従事者の専門的な能力や倫理的な責任感は、終末期の患者に対する態度によって実証されるのです[269]。

---

269 「死が近づいてきた時ほど、そして死の瞬間ほど、いのちを祝い、賞賛すべき時はないでしょう。いのちは、自然な最期を迎えようとしている人においても、完全に尊重され、保護され、支援が与えられなければなりません。（中略）終末期患者を前に取るべき姿勢は、正義や愛の感覚、魂の高貴さ、医師を始めとする保健医療従事者の責任や専門能力を確証する場となることもしばしばです」（教皇ヨハネ・パウロ二世『「オムニア・ホミニス（すべての人に）」協会国際大会参加者に向けたメッセージ［*Discorso ai partecipanti al Congresso Internazionale dell'Associazione «Omnia Hominis»*］』［1990年8月25日］［*Insegnamenti* XIII/2

146. 死んでいく人は、もはや回復の見込みがない場合でも、い　　ケアと支援の
のちの間際を生きており、ケアと支援が続けられるべきです。　　必要性
保健医療従事者は、司牧従事者や家族と連携して、いのちの終
末期にある人が人間的に可能なかぎり死を受け入れ、死のよき
準備ができるように、臨床的、心理的、霊的な助けを差し伸べ
るように呼びかけられています。

　　もし患者本人から直接に、あるいは家族から要請があり、　　自宅で死ぬ
事情が許される場合、死の迫った患者が自宅に戻るか、あるい　　ということ
は適切な環境に移るかの選択の可能性を患者に与えなければな
りません。その場合、保健医療上、司牧上の必要な支援を確保
したうえで、人生の最期の時を過ごす手助けがなされるべきで
す。

147. 終末期患者に対しては、死というプロセスにともなう苦痛　　緩和ケア
を緩和するためのあらゆるケアを行うべきです。これは、いわ
ゆる緩和ケアというものです。これは、患者の身体的、心理的、
霊的な必要に応える支援によって、死の迫った人やその家族の
周りに「思いやりと配慮に満ちた寄り添い」を実現することを
目的としています[270]。

　　このような思いやりと配慮に満ちた同伴は、死の迫った患　　信頼と希望の
者に信頼と希望を呼び起こし、死の瞬間を迎える助けとなりま　　醸成

(1990), 328])。「そのような状況は、個人生活の、また家族生活のすでにもろくなっ
ている心の安定に追い打ちをかけるので、一方で病人は、ますます効果を表して
いる医学上の支えや社会からの支援があるにもかかわらず、自らの弱さに押しつ
ぶされる思いに身を任せかねません。他方、病人を取り巻く人々は、はき違えた
同情であるにしても、理解できる心情に動かされることがあります。このような
のちをなおざりにするすべては、苦しみに意味もしくは価値を認めない文化、それ
どころか苦しみは悪の縮図であり、何としてでも除去すべきものと見なす文化的思
潮によって増幅されます。苦しみの神秘を前向きに理解させうる宗教観が不在の
場合、そのような傾向はとくに顕著になります」（教皇ヨハネ・パウロ二世回勅『い
のちの福音』15 [AAS 87 (1995), 417]）。

270　教皇ヨハネ・パウロ二世『終末期患者ケア国際会議参加者に向けたメッセー
ジ（Discorso ai partecipanti al Convegno Internazionale sull'assistenza ai
morenti）』（1992年3月17日）5 (AAS 85 [1993], 343) 参照。

す。また家族にも愛する人の死を受け入れやすくしてくれます。これこそ、死の拒絶が受容に変わり、希望が不安に打ち勝つようにするため、保健医療従事者や司牧従事者が死の迫った患者やその家族に提供すべき貢献です。

安らぎと平和の源泉である信仰

148. 人は地上の生を終える時、神秘と向かい合います。「人は死という神秘を目の前にして、無力となり、人間的な確信は揺らいでしまいます。しかし、このような挫折を前に、キリスト教信仰は（中略）安らぎと平和の源泉として提供されます」[271]。こうして、無意味と思われたものが、有意義なものに変わるのです。

永遠のいのちの希望

キリスト者にとって、死は希望のない事象ではありません。死は永遠に向かって開かれる存在の扉であり、キリストの死と復活の神秘にあずかる体験なのです[272]。

死の迫った患者やその家族は、人のいのちの決定的なこの瞬間において、寄り添う保健医療従事者や司牧従事者の信仰と希望の証によって、もはや死もなく、悲しみも嘆きも痛みもない新しい地平という神の約束を垣間見ることができるようになります。なぜなら、最初のものが過ぎ去ったからです（ヨハネの黙示録21:4以下参照）。

「あらゆる人間的な慰めを超えたところで、死にゆく人とその家族には、神への信仰と永遠のいのちへの希望によって、はかり知れない助けが必ず与えられることを、無視してはなりません」[273]。保健医療従事者や司牧者にとって、信仰と希望の同伴を実現することは、死を通して人間性を高める最高の方法なの

271　教皇ヨハネ・パウロ二世『終末期患者ケア国際会議参加者に向けたメッセージ』（1992年3月17日）2 (*AAS* 85 [1993], 341)。『カトリック教会のカテキズム』1006および1009参照。

272　教皇ヨハネ・パウロ二世回勅『いのちの福音』97 (*AAS* 87 [1995], 512) 参照。

273　教皇ヨハネ・パウロ二世『教皇庁立科学アカデミーに向けたメッセージ』（1985年10月21日）6 (*AAS* 78 [1986], 316)。

です。

尊厳ある死

149. 終末期における人格の尊厳とは、できるかぎり穏やかに、そして人間的でキリスト教的なふさわしい尊厳を伴って死んでいく権利と説明されます[274]。

　　死の尊厳の保護とは、いのちの終末期にある患者を尊重し、死を早める行為（安楽死）[275] も、いわゆる「不必要な延命措置」[276] によって死を無理に遅らせる行為も排除することを意味します。この権利は、死の間際に「行き過ぎとなりかねない技術」[277] から患者を保護するという、現代人の明確な意識から生まれました。実際、現代医学には、人為的に死を遅らせるさまざまな手段が存在しますが、患者が本当にそこから利益を得ることはありません。

150. 保健医療従事者は、自分が「いのちの主人でも、死の支配者でもない」と認識したうえで、採用すべき治療手段を評価して、「適切な選択を行わなければなりません」[278]。この際、保健医療従事者は、前にも述べた治療のつり合いの原則を適用します。この原則によれば、「手段を講じたにもかかわらず、差し迫った死が避けられない場合、同じ症例の患者に行われるべき通常の治療は継続しなければなりませんが、耐えがたく負担の大き

死の迫った
患者の尊厳の
保護

安楽死および
不必要な
延命措置の否定

治療のつり合い
の原則に関する
説明

274　教皇庁教理省『安楽死に関する宣言』IV（*AAS* 72［1980］, 549）参照。

275　安楽死とは、動機や手段が何であれ、苦痛を終わらせるために、死を自然にまたは意図的に引き起こす行為または不作為のことです。したがって安楽死は一種の殺人であり、人間の尊厳にも、人間の創造主である生ける神への尊重にも大きく反しています。善良な信仰をもっていたとしても陥る可能性のある判断の錯誤があったとしても、殺人行為には変わりがなく、つねに非難され、排除されなければなりません。『カトリック教会のカテキズム』2276参照。

276　教皇ヨハネ・パウロ二世回勅『いのちの福音』65（*AAS* 87［1995］, 475）参照。

277　教皇庁教理省『安楽死に関する宣言』IV（*AAS* 72［1980］, 549）。

278　教皇ヨハネ・パウロ二世『教皇庁立科学アカデミーに向けたメッセージ』（1985年10月21日）5（*AAS* 78［1986］, 315）参照。

い単なる延命治療を中断する決定をしたとしても、良心上許される」[279]と言えます。このような場合、医師は、ほとんど何も支援を行うことができなかったのではないかと不安に感じる必要はありません。

治療の中止と
死の迫った
患者の意志

耐えがたく負担の大きい延命措置を施すだけの治療の中止は、患者自身が治療開始以前に行った意志表示や指示を尊重してなされる場合もあります。ただし、安楽死させる行為はすべて排除されます。

患者は、病気の進行や思いがけない損傷によって同意や不同意を表明できなくなった時にどのような治療を受けたいか、受けたくないかについて、事前に意志を表明することができます。「そのことについての決定は、もし意志能力があるならば患者本人によって、それができない場合は、つねに患者の合理的な意志と正当な利益とを尊重しながら、本人の後見人によってなされるべきです」[280]。

いずれにせよ、医師は単なる執行者ではありません。医師には、自らの良心にそぐわない患者の意志を実行しない権利と義務があります。

市民法と良心的拒否

151. したがって、たとえ患者が完全に自己の意志にもとづいて安楽死を要望していたとしても、いかなる保健医療従事者も、存在しない権利の実行を擁護することはできません。さらに、「そのような要求を適法とし、その実行を是認するどのような国家も、いのちに対する絶対的な尊敬についての、またあらゆる罪のないいのちを擁護することについての根本的な諸原理に背いて、自殺という殺人行為を適法と認めることになるでしょう」[281]。「安

---

279 教皇庁教理省『安楽死に関する宣言』IV (*AAS* 72 [1980], 551)。教皇ヨハネ・パウロ二世回勅『いのちの福音』65 (*AAS* 87 [1995], 475) 参照。
280 『カトリック教会のカテキズム』2278。
281 教皇ヨハネ・パウロ二世回勅『いのちの福音』72 (*AAS* 87 [1995], 485)。

楽死を是認し促進する法律は、それゆえ個人の善だけでなく、
共通善にも激しく対立します。そうであるなら、このような法
律は、真正な法律上の有効性を完全に欠いているのです」[282]。
そのような法は、真の道徳的に拘束力のある市民法ではなくな
ります[283]。「それどころか、良心的拒否にもとづいてこのような
法律に反対する、重大かつ明白な義務があります」[284]。

　この点に関して、悪い行為への協力に関する一般原則は、
次のように明確に述べられています。「あらゆる善意の人々と同
様に、キリスト者たちは、たとえ国の法律が許容するにしても、
神の法に敵対することを実践することについては公権に協力し
てはならないと、良心の重大な義務のもとに求められます。確
かに、道徳上の観点からいって、公式に悪に協力することは絶
対に許されません。その行動の本質そのもの、あるいは具体的
な状況においてとる行動によることですが、ある行為が罪のな
い人のいのちに敵対する行為に直接参画するものとして、ある
いはその行為を犯す人の不道徳な意向を分け合うものとして明
確に提示されうるとき、そのような不法な協力の問題が生じま
す。他者の自由の尊重を引き合いに出しても、市民法がその行
為を許容したり要求したりするという事実に訴えても、この協
力は決して正当化されることはありません。各個人は実際上、
当人が個人的にとる行動に道徳上の責任を負うのです。だれも
この責任から免れることはありません。すべての人は、この責
任にもとづいて神自身の審判を受けるのです（ローマの信徒へ
の手紙2:6、14:12参照）」[285]。

悪に協力する
ことはいかなる
形であれ
許容されない

282　教皇ヨハネ・パウロ二世回勅『いのちの福音』72（*AAS* 87［1995］, 485）。

283　教皇ヨハネ・パウロ二世回勅『いのちの福音』72（*AAS* 87［1995］, 485）参照。

284　教皇ヨハネ・パウロ二世回勅『いのちの福音』73（*AAS* 87［1995］, 485）。教皇
　　　ヨハネ・パウロ二世回勅『いのちの福音』74（*AAS* 87［1995］, 487-488）、教皇
　　　ベネディクト十六世『教皇庁生命アカデミー第十三回総会参加者に向けたメッ
　　　セージ（*Discorso ai partecipanti alla XIII Assemblea Generale della Pontificia
　　　Accademia per la Vita*）』（2007年2月24日）（*AAS* 99［2007］, 283-287）参照。

285　教皇ヨハネ・パウロ二世回勅『いのちの福音』74（*AAS* 87［1995］, 487）。このよ

栄養と水分の補給

152. 栄養と水分の補給は、たとえ人工投与であったとしても、それが患者に過度の負担となり、何ら益をもたらさない場合を除き、死の迫った患者に行わなければならない基本的なケアとなります。正当な理由なく栄養や水分の補給を中止すれば、真に固有の意味での安楽死行為となりえます。「たとえ人工投与であっても、栄養と水の供給は、原則として生命を維持するための通常の、つり合いのとれた手段です。したがって、患者が最期を迎えたことが明らかになるまで、水分と栄養を補給することは義務となります。そうすることで、飢餓と脱水による苦しみや死を避けることができます」[286]。

終末期における鎮痛薬の使用

153. 終末期患者の治療の中には、鎮痛治療も含まれます。

　人生の最期の瞬間に感じる痛みは、病者、特にキリスト者にとっては霊的な意味があります。「キリストの受難への参与」や「キリストのあがないの犠牲との一致」として痛みを受け入れることができます（コロサイの信徒への手紙1:24参照）。こうした意味で、鎮痛薬の投与による治療を拒むこともできます[287]。

　ただし、これは一般的な規範というわけではありません。

うな状況においては、政治に携わるカトリック信者は、悪を部分的であっても制限するないしは無効にする法を制定または承認する厳格な義務を負っています。教皇ヨハネ・パウロ二世回勅『いのちの福音』73（*AAS* 87［1995］, 486-487）参照。

286　教皇庁教理省『人工的水分・栄養補給に関するアメリカ司教協議会の疑問に対する回答（*Responsa ad quaestiones ab Episcopali Conferentia Foederatorum Americae Statuum propositas circa cibum et potum artificialiter praebenda*）』（2007年8月1日）（*AAS* 99［2007］, 820）。

287　「キリスト者は、鎮痛薬の使用による痛みの緩和や軽減を拒んで、自由意志から痛みを受け入れることができます」（教皇庁教理省『安楽死に関する宣言』III［*AAS* 72（1980）, 547］）。「あがない主は、この世で人間のために、人間の代わりに苦しまれました。すべての人は、あがないに関与しています。ひとりひとりの人はまた、あがないを成就されたあの苦しみにあずかるように呼ばれています。人類のすべては自分たちが贖われた苦しみにあずかるように呼ばれています。苦しみによっ

もちろん、すべての人にこのような英雄的な行為を課すことは
できません[288]。実際、多くの場合、痛みは人の身体的および精
神的な力を弱めてしまいます[289]。

　治療において必要とされ、患者の同意がある場合には、結
果的に意識の鈍麻や低下を招く可能性のある場合も含めて、痛
みを軽減または解消するために医薬品を利用することは、人間
的にもキリスト教的にも正しい支援と言えます。

154. 終末期には、痛みの緩和のために高用量の鎮痛薬を投与す　　**死を早める**
ることが必要とされる場合もあります。これには、死を早めて　　**リスク**
しまうことも含め、さまざまな副作用や合併症のリスクがあり
ます。したがって、鎮痛剤の処方にあたっては、慎重を期す必
要がありますし、次の基準を守らなければなりません。「意図的
に死が望まれているわけではなく、死が目的または手段とされ
ているわけでもなく、ただ死が予想されていて、避けられない
ものとして受け入れられている場合、死の迫った患者の苦しみ
を軽減するための鎮痛剤の使用は、死を早めてしまうリスクが
あったとしても、道徳的に人間の尊厳に適うものです」[290]。その
場合、「たとえ合理的な理由から死のリスクがあったとしても、

て、あがないをもたらしながら、キリストは、人間の苦しみをあがないの水準にま
　　で引き上げました。こうしてすべての人は、また、自分の苦しみによって、キリス
　　トのあがないの苦しみの参与者になるのです」(教皇ヨハネ・パウロ二世使徒的書
　　簡『サルヴィフィチ・ドローリス　苦しみのキリスト教的意味』19 [*AAS* 76 (1984),
　　226])。

288　教皇ピオ十二世『医師および外科医師国際会議に向けたメッセージ』(1957年2月
　　24日) (*AAS* 49 [1957], 147)、教皇ピオ十二世『向精神薬学第一回国際大会参加
　　者に向けたメッセージ』(1958年9月9日) (*AAS* 50 [1958], 687-696) 参照。

289　苦しみは、「体の衰弱や消耗を悪化させ、精神を委縮させ、精神的な力を支える
　　どころか、弱めてしまいます。一方で鎮痛は、身体の組織面や心理面での緊張を
　　解くことで、祈りを助け、より寛大な自己贈与を可能としてくれます」(教皇ピオ
　　十二世『医師および外科医師国際会議に向けたメッセージ』[1957年2月24日]
　　[*AAS* 49 (1957), 144])。

290　『カトリック教会のカテキズム』2279。教皇ピオ十二世『向精神薬学第一回国際大
　　会参加者に向けたメッセージ』(1958年9月9日) (*AAS* 50 [1958], 694)参照。

決して死を意図しているわけでも、求めているわけでもありません。医学的に利用可能な鎮痛剤を使用して、効果的に痛みを軽減しようとしているだけなのです」[291]。

155. さらに、鎮痛薬や麻薬の使用は、死の迫った患者に意識消失を引き起こす可能性があります。このような利用法については、特別な検討を行わなければなりません[292]。

苦痛緩和
のための深い
鎮静に関する
判断基準

　通常の鎮痛治療では効果がなく、耐えがたいほどの痛みが生じている場合で、死が迫っているか、死の瞬間に特定の危険が強く予測されている時、重大な臨床的処置として、患者の同意を得たうえで、意識消失を引き起こす医薬品を投与することができます。

　このような終末期の苦痛緩和のための深い鎮静は、臨床上の動機にもとづいて行われる場合、患者の同意を得ること、家族に適切な情報を提供すること、安楽死の意図が全くないこと、患者が道徳的義務、家族に対する義務、宗教上の義務を果たしていることを条件に、道徳的に認められます。「死が目前に迫っている人でも、道徳的義務、家族の一員としての務めを果たすことができて当然です。とりわけ、はっきりした意識状態で、神との決定的な出会いに備えることができて当然なのです」[293]。したがって、「重大な理由なしに、瀕死の人から意識を奪うのは正しいことではありません」[294]。

291　教皇庁教理省『安楽死に関する宣言』(*AAS* 72 [1980], 548)。教皇ピオ十二世『医師および外科医師国際会議に向けたメッセージ』(1957年2月24日) (*AAS* 49 [1957], 146)、教皇ピオ十二世『向精神薬学第一回国際大会参加者に向けたメッセージ』(1958年9月9日) (*AAS* 50 [1958], 697-698) 参照。教皇ヨハネ・パウロ二世回勅『いのちの福音』65 (*AAS* 87 [1995], 475-476) も参照。

292　教皇庁教理省『安楽死に関する宣言』III (*AAS* 72 [1980], 548) 参照。

293　教皇ヨハネ・パウロ二世回勅『いのちの福音』65 (*AAS* 87 [1995], 476)。教皇庁教理省『安楽死に関する宣言』III (*AAS* 72 [1980], 548) 参照。

294　教皇ヨハネ・パウロ二世回勅『いのちの福音』65 (*AAS* 87 [1995], 476)。教皇ピオ十二世『医師および外科医師国際会議に向けたメッセージ』(1957年2月24日) (*AAS* 49 [1957], 138-143) 参照。

死が差し迫った段階における緩和的鎮静は、適正な倫理的手順にもとづき、継続的な監視の下で実施されなければなりません。また、基本的なケアを中断してはなりません。

死にゆく人への真実の告知

156. 自分の健康状態について知ることは、人間の権利です。この権利は、たとえ診断や予測が望ましいものでなかったとしても、その効力を失うことはありません。さらに、医師の側には、患者の状態を尊重しながら事実を告知する義務があります。　　　　　　告知の義務

死が予想される場合、この通知は困難で、及ぼす影響も大きなものとなりますが、だからといって、医師は真実の告知の義務から逃れられるわけではありません。死の迫った患者や患者を支援する人たちとのコミュニケーションにおいて、嘘・偽りによって決定がなされることがあってはなりません。このような嘘や偽りは、死を迎える人から人間としてのふさわしい選択の機会を奪うことであり、またその人にとって人間らしく死を迎えることにもなりません。

このような告知は、死を迎える人の他人には委任できない重要な責任と関係しています。死が近づくと、それ自体、家族関係、職業上の問題の解決、第三者に対して懸案になっている事柄を解決するといった最後の義務を果たす責任が生じてきます。したがって、自分のいのちの決定的な瞬間に自分の本当の病状を知らないままにしてはならないのです。　　　　　　最後の義務を果たす責任

157. 保健医療従事者には、終末期の患者に真実を告知する義務を果たすために、良識と人間味のある感性が求められます。　　　　　　良識と人間味

冷淡で突き放すような態度で告知を行ってはなりません。真実を伏せてはいけませんが、単に知らせるだけでもいけないのです。愛情をこめて、いつくしみのうちに告げるべきです。患者との間に信頼と、受け入れる姿勢と、対話の関係を築き、それによって適切な時と言葉を見つけるのです。患者にとって　　　　　　真実と愛にもとづく信頼の関係

ふさわしい時期を識別して、それを尊重し、そのリズムに合わせて告知しなければなりません。患者が自分のいのちの状態について段階的に知ることができるように、患者が疑問に思っている点を理解し、時には質問を引き出せるように話さなければなりません。患者と向き合い、その運命に敏感であろうとする人は、真実と愛の実践に根ざして伝えることのできる言葉や答えを見つけられるのです（エフェソの信徒への手紙4:15参照）。

病者との
連帯関係

158.「個々のどんな事例にも、各人がもつ感性や能力に応じて、そして患者とその置かれている状態に応じて、それぞれ必要とされることがあります。想定される反応（反発、落胆、あきらめなど）を予測しながら、冷静に、人間味あふれる感性を働かせながら向き合っていく心構えが必要です」[295]。重要なのは、告知する内容の正確さだけではありません。患者との連帯関係が大切なのです。臨床的な事実をただ通知するのではなく、その意味を伝えることが求められているのです。

分かち合いと
交わりの関係

このような関係のもとでは、死は逃れられないものとして予測されるのではなく、死の不安で押しつぶされることもなくなります。患者は見捨てられたと感じることも、死刑を宣告されたと感じることもありません。患者は告げられた真実によって、希望に心を閉ざしてしまうこともありません。分かち合いと交わりの関係に生きていることを感じられるからです。患者は、病気のせいで孤独なのではありません。真理に包まれていると感じ、自分自身とも他者とも和解していると感じます。人格として、自分自身でいられるのです。すべてが意に反するものであったとしても、そのいのちは意味をもちます。いのちは、死を超越した、いのちの真の意味を獲得する地平に入っていく

295　教皇ヨハネ・パウロ二世『「オムニア・ホミニス（すべての人に）」協会国際大会参加者に向けたメッセージ』（1990年8月25日）（*Insegnamenti* XIII/2 [1990], 328）。

のです。

死にゆく人への宗教的な助け

159. 死が迫ることで、霊的な危機が起こります。そのために教会は、死の迫った患者やその家族に、信仰という希望の光をもたらすよう促されます。信仰だけが、死の神秘を照らすことができるからです。死は、人を神のいのちに引き合わせる出来事です。そこでは、啓示のみが、真理の言葉を告げることができるのです。福音の「恵みと真理とに満ち」（ヨハネによる福音書 1:14）た知らせは、いのちのはじめから終わりまでキリスト者に同伴しています。こうして、人は死に勝利し、人間の死はさらに大きな希望へと開かれていくのです。

死を福音化する

160. ですから、死に福音的な意味を与える必要があります。死の迫った患者に福音を告げなければなりません。これは、教会共同体の司牧的な義務です。それぞれの成員が、各自の責任にもとづいてこの義務を果たすのです。これは特に、保健医療施設のチャプレンの責務です。チャプレンは、死の迫った患者に対して、普通の患者に対するものよりも幅広い司牧ケアに務めるよう、特別に呼びかけられています。

**福音宣教の
かたち**

　保健医療施設のチャプレンのこのような責務は、自らに司牧ケアが委ねられている死の迫った患者のそばで個人的に役割を果たすだけにとどまりません。チャプレンには、宗教的な奉仕を組織的に機能させるために、患者の親族や友人は言うまでもなく保健医療従事者やボランティアを養成し、その感性や意識を啓発することによって司牧上の任務を促進する責務があります。死の迫った人に対する福音の告知の表現形式としては、愛徳、祈り、秘跡があります。

161. この場合の愛徳は、死の迫った患者との間でなされる思いやりや理解、配慮、忍耐、共有、無償の行為などによって構築

**隣人において
神を愛する**

された交わりが、受け手にも与える側にも存在していることを意味しています。

　愛徳は、死の間際にある患者のうちに、他でもない、苦しみのうちに死に向かっていくなかで愛を呼びかけるキリストの顔を見ることです。死の迫った患者に対する愛徳は、隣人に対する神の愛の最高の表現です（マタイによる福音書25:31-40参照）。キリスト教的な愛で死が迫った人を愛するというのは、神が神秘的なあり方でそばにいることをその人が認識して肌で感じるのを助けることです。兄弟愛の中に、父である神の愛が浮かび上がるのです。

聖徒の交わりにおける神との交わり　162. 愛徳は、死の迫った患者との間に、祈りの関係、すなわち神との交わりを開きます。患者はその中で、自分のところに帰ってくる子を歓迎する父としての神と、関係を築くのです。

　死の迫った患者に祈りを勧め、ともに祈ることによって、死は神のいのちの地平へと開かれていきます。同時にそれは、聖徒の交わりに参加することも意味します。人はこの交わりの中で、死によって決定的に断ち切られてしまうかのように思われる関係を新しく結び直すのです。

キリストの救いをもたらす秘跡の現存　163. 終末期にある病者とともに祈りながら秘跡を祝うことは、とても貴重な瞬間です。秘跡は救いをもたらす神の現存であり、「キリスト者の生涯の終わりのときの、ゆるしと、病者の塗油と、聖体（エウカリスチア）は、最後の旅路を支えるものとして一つにまとめられ、『祖国に入る準備の秘跡』、あるいは地上の旅路を完了する秘跡などと呼ばれています」[296]。

　死の迫った患者は、特に和解とゆるしの秘跡において、神の平安のうちに自分自身および隣人と和解します。

296　『カトリック教会のカテキズム』1525。

III 死

「教会はこの世を去る人々に、病者の塗油のほかに、旅路の糧としての聖体を授けます」。この旅立ちの時に受けるエウカリスチアは、旅路の糧として、死からいのちへ、この世から御父のもとへの過越の秘跡であり、いのちの歩みの最終的、かつ決定的な休息地に毅然と立ち向かう力を、死んでいく人に与えてくれます[297]。そのため、キリスト者が聖体を求めることは重要であり、したがって教会にはこれを執行する義務があります[298]。臨終の聖体を授ける奉仕者は司祭です。司祭の代わりとして、助祭が授けることもできます。また助祭も不在の場合には、聖体授与の臨時の奉仕者が授与することができます[299]。

164. このような愛徳に満ちた信仰のもとでは、死の神秘を前にした時、人間の無力さによって不安や戦慄を感じることはありません。キリスト者は希望を見出すことができますし、その希望の中に、すべてが意に反するものであったとしても、生きる可能性、死ぬことのない可能性を見出すことができるのです。

愛徳に満ちた信仰

いのちの破壊

165. 人間のいのちの不可侵性というのは、結局のところ、いのちを直接破壊するどんな行為も正当化できないということを意味しています。「受胎のときから死ぬときまで有している生きる権利は、不可侵である。この不可侵性は、もともといのちというたまものを創造主から与えられた人間そのものの不可侵性に由来しています」[300]。

いのちの不可侵の権利

---

297 『カトリック教会のカテキズム』1524参照。

298 「聖体を拝領することができるすべての受洗者は、臨終の際の聖体を受ける義務があります。実際、どんな理由であれ死の危険にあるすべての信者は、原則的に聖体を受けるものとされています。そして司牧者は、信者がまた完全に能力を保っている間に慰めを受けることができるように、この秘跡の執行を先延ばしにしないよう注意しなければなりません」（教皇庁典礼秘跡省『病者の塗油と司牧ケア』27）。

299 教皇庁典礼秘跡省『病者の塗油と司牧ケア』29参照。

300 教皇庁教理省指針『生命のはじまりに関する教書』4 (*AAS* 80 [1988], 75-76)。教

**神だけがもつ
権利**

166. そのため、「誰であれ、罪のない人のいのちを奪う者は、神の愛に反していますし、断念することも譲渡することもできない基本的な権利を侵害していることになります」[301]。

**どんな権力も
絶対的な権利は
もたない**

　人は、この権利を神から直接に付与されました（両親や社会、地上の権力など他の存在からではありません）。「したがって、何人とも、いかなる地上の権力、いかなる科学、そして医学的、優生学的、社会的、経済的、道徳的ないかなる『指示』であれ、罪のない人のいのちを直接意のままに扱う有効な法的資格を有していると主張することも、誰かにそのような資格を与えることもできません。つまり、目的のためであったとしても、他の目的のための手段であったとしても、いのちの破壊を狙った措置は、おそらくそれ自体、いかなる形でも正当化できないでしょう」[302]。

　特に、「胎児であれ胚であれ、子どもであれ成人であれ、老人であれ、病人であれ、不治の患者であれ、瀕死の人であれ、罪のない人間のいのちを殺す権限を与えることのできる者など存在しません。さらに、何人も、自分自身または自らの責任下に委ねられた他者に、殺人行為を要求することはできませんし、明示的または暗示的に殺人行為に同意することもできません。いかなる権威も、合法的に殺人行為を強制することはできませんし、容認してもなりません。これは実際、神法に対する冒瀆、人格の尊厳に対する侵害、いのちに対する犯罪、人道に反する

皇ヨハネ・パウロ二世『「いのちのための運動」会議参加者に向けたメッセージ』（1985年10月12日）2（*Insegnamenti* VIII/2［1985］, 933-936）参照。
301　教皇庁教理省『安楽死に関する宣言』I（*AAS* 72［1980］, 544）。教皇ヨハネ・パウロ二世回勅『真理の輝き』13（*AAS* 85［1993］, 1143）参照。
302　教皇ピオ十二世『イタリア・カトリック助産師連合に向けたメッセージ』（1951年10月29日）（*AAS* 43［1951］, 838）。「聖書は、『罪なき人、正しい人を殺してはならない』（出エジプト記23:7）という説明をつけて、第五のおきてで述べられている禁止の意味を明確にしています。罪のない人を故意に殺害することは、人間の尊厳や黄金律、ならびに創造主の聖性とは相いれない重大な罪です。これを定める法は普遍的に有効であり、時と所とを問わず、すべての人間、また一人ひとりの人間を束縛します」（『カトリック教会のカテキズム』2261）。

企てとなります」[303]。

167. 保健医療従事者は、「いのちの奉仕者であり、決して死の道　いのちを
具ではありません」[304]。したがって、「創造主が策定した計画を　保護する義務
尊重したうえで、いのちを保護し、生きている間ずっと、いの
ちが成長し発展するように配慮する」[305]責任を負っています。

　　人間のいのちを細心の注意をもって保護する奉仕は、医療　特別な警戒
の使命に反する重大な道徳行為であるとして、殺人を非難しま
す。また、自殺は意図的な死であり「容認できない」ものとし
て退け、自殺を試みる者がいれば思いとどまらせます[306]。

　　奉仕者は、自殺・他殺を含めたいのちの破壊の形態のうち、
人工妊娠中絶と安楽死の二つについて、今日、特別に警戒する
必要があります。人工妊娠中絶や安楽死の普及に好意的とまで
は言えないまでも、かなり頻繁に無感覚になっている文化的か
つ法制度的な背景に対して、ある意味で預言的な役割を果たす
必要があります。

303　教皇庁教理省『安楽死に関する宣言』II（*AAS* 72［1980］, 546）。「いのちのさまざ
　　まな段階にもとづく差別はいずれも、他のあらゆる差別とひとしく正当化できませ
　　ん。高齢者、極度に衰弱した高齢者でも、完全な生存権を保持しており、不治の
　　病にかかっている病人もそれを失いません。生まれたばかりの小さな子どもの生
　　存権も、成人のそれに劣らず尊重されるべきです」（教皇庁教理省『堕胎に関する
　　宣言』12［AAS 66（1974）, 737-738］）。
304　教皇ヨハネ・パウロ二世『イタリア・カトリック外科医師会に向けたメッセージ』
　　（1978年12月28日）（*Insegnamenti* I［1978］, 438）。
305　教皇ヨハネ・パウロ二世『カトリック外科医世界大会に向けたメッセージ』（1982
　　年10月3日）（*Insegnamenti* V/3［1982］, 671）。
306　教皇庁教理省『安楽死に関する宣言』I（*AAS* 72［1980］, 545）。「すべての人は、
　　自分のいのちを神の計画に合わせる義務を持っています。（中略）自殺という名の
　　故意の殺人は、（中略）人間の側が神の意志と神の愛の計画を拒否していることを
　　意味します。さらに自殺は、周知のように責任を軽減したり、時には責任を免除し
　　たりするような心理的要因が関与している場合もあるとは言え、しばしば自分自身
　　に対する愛の拒絶、いのちに対する自然なあこがれの否定、隣人やさまざまな共
　　同体、社会全体に対する正義と愛の義務の放棄でもあります。ただし、神に栄光
　　を帰するとか、霊魂を救済するとか、兄弟たちに奉仕するといった、より高い理由
　　のために自分のいのちを差し出し、危険にさらす犠牲は、自殺から明確に区別し
　　て考えなければなりません」（同所）。

安楽死

168. 終末期の患者やさまざまな異常を抱えた子ども、精神病患者、高齢者の痛みや苦しみに対するあわれみの気持ちが、安楽死への誘惑をさらに強める背景となってしまうこともあります。安楽死への誘惑とは、死をコントロールしようとし、自分のいのちや他人のいのちを、本来迎えるべき時に先立って死をもたらそうとし、「穏やかに」終わらせようとすることです[307]。

「厳密な意味での安楽死は、すべての苦痛を取り除くという目的をもって、自ら進んで、あるいは故意に死をもたらす行為もしくは不作為であると理解されます。『ゆえに、何をもって安楽死とするかは、意志が意図するところとその際に用いられる方法の中に見いだされるべきです』」[308]。

一見論理的で人道的であるかのように見えるかもしれませんが、詳細を見てみれば、実際には不条理かつ非人道的なことが生じています。私たちは、死の文化の中でもより一層気がかりな兆候の一つに直面しています。それは、特により発展した社会において、障がいのある人や弱い立場の人に必要とされている社会福祉事業の責務が、あまりにも過酷で耐えがたい重荷と思われていることです。社会は、ひたすら生産効率という基準にのみもとづく組織となっており、その基準によれば回復の見込みのないいのちは、もはや何の価値もないとされるのです[309]。

しかし、理性の光とひそかに働く恵みによって真理と善に誠実に向き合っているすべての人は、人間のいのちの神聖な価値と人間各自の権利が、心に書き記された自然法の中に（ローマの信徒への手紙2:14-15参照）あることを理解できるようになり、さらに、何がもっとも尊重すべき重要な善であるかが分か

---

307 教皇ヨハネ・パウロ二世回勅『いのちの福音』64（*AAS* 87［1995］, 475）参照。
308 教皇ヨハネ・パウロ二世回勅『いのちの福音』65（*AAS* 87［1995］, 475）。
309 教皇ヨハネ・パウロ二世回勅『いのちの福音』64（*AAS* 87［1995］, 474）参照。

るようになります[310]。したがって安楽死は殺人行為であり、どんな目的であれ正当化することはできません[311]。

169.「つねにいのちに奉仕し、最後にいたるまで支援する」[312]という自分の責務に忠実な医療職員やその他の保健医療従事者は、当事者の要請があったとしても、ましてやその親族の要請があったとしても、安楽死行為に関与してはなりません。実際、自分のいのちを恣意的に意のままに扱う権利など存在しないのです。ですから、いかなる保健医療従事者も、存在しない権利の行使者となることはできません。

愛情に満ちた
支援と同伴

170.「深刻な病を抱えた人々の訴えは、時として死を求めることがあったとしても、本当に安楽死の意図を表明しているものだと理解してはなりません。実際は、ほとんどの場合、苦悩にあって助けや愛情を求めているのです。医療的なケア以外に、患者が必要としているのは愛であり、人間的で超自然的な温かさです。両親や子、医師、その他の保健医療従事者など、周囲にいる者は、患者をこのような愛や温かさで包むことができますし、そうしなければなりません」[313]。

医療は生命に
資するもの

　愛情に満ちた人間的でキリスト教的な同伴に包まれていると感じている患者は、抑うつや不安に陥ることはありません。逆に、抑うつや不安の中で、苦しみと死の運命によって見捨てられたと感じる人は、いのちを終わらせてしまうのです。そのため、安楽死は、それを理論的に擁護し、決定し、実行する者

310　教皇ヨハネ・パウロ二世回勅『いのちの福音』2 (*AAS* 87［1995］, 402)。

311　教皇ヨハネ・パウロ二世回勅『いのちの福音』65 (*AAS* 87［1995］, 477)。

312　教皇パウロ六世『心身医学国際大学第三回世界会議に向けたメッセージ』(1975年9月18日) (*AAS* 67［1975］, 545)。

313　教皇庁教理省『安楽死に関する宣言』II (*AAS* 72［1980］, 546)、教皇ヨハネ・パウロ二世『終末期患者ケア国際会議参加者に向けたメッセージ』(1992年3月17日) 3と5 (*AAS* 85［1993］, 341-343)。

にとっては敗北なのです。

171. 安楽死は、常にそしてひたすらいのちの保護者である保健医療従事者が、いかなる手段や方法においても協力してはならない犯罪（罪悪行為）です[314]。

人のいのちへの
奉仕

　　安楽死を認めることは、医学にとって自らの「後退と放棄の転機」となりますし、さらに、それによって亡くなっていく人の尊厳や人格に対する侵害となります[315]。人工妊娠中絶に続き、死の文化の別の足掛かりとして安楽死が現れます。この事態は、いのちに対する効果的で無条件の忠実さを劇的に訴えるものだと理解しなければなりません。

314　教皇ヨハネ・パウロ二世『教皇庁立科学アカデミーに向けたメッセージ』(1985年10月21日) 3 (*AAS* 78 [1986], 314)。

315　教皇ヨハネ・パウロ二世『人間の前白血病状態に関する講義への参加者に向けたメッセージ』(1985年11月15日)』5 (*AAS* 78 [1986], 361)。

結び

神からのたまものであるいのちに誠実であることは、いの
ちの終わりにおいてもはじまりにおいても、いのちがみなぎる
時も衰えていく時にも、善意あるすべての男女にとっての義務
です。しかも疑いなく、「医師、薬剤師、看護師、チャプレン、
男女修道者、管理責任者、ボランティアに携わる人、これらの
保健管理業務に従事する人々には、固有の責任があります。こ
のような職業に従事する人々には、人間のいのちを保護しそれ
に仕える者であることが求められています。現代の文化的、社
会的潮流において、科学と医学の実践は、自らに本来備わって
いる倫理的な面を見失う危険性を帯びており、健康管理の職業
は、時にはいのちを操作する立場に立ったり、あるいは死さえ
ももたらすものとなりうるのです。このような誘惑を前にして、
彼らの責任は今日、より大きくなっています。このような責任
ある人々にとって最強の励みとなるもの、また最強の支援とな
るものは、健康管理の職業に本来的にともなう否定しがたい倫
理的な側面のうちに見いだされます。この倫理的な側面は、古
代の人々によってすでに承認され、今なお今日的な意義のある
『ヒポクラテスの誓い』であり、これは人間のいのちとその神聖
さに絶対的な敬意を表すことを、自らのこととして引き受ける
ことをすべての医師に求めます」[316]。

いのちを愛する神は、いのちを人の手に委ねられましたが、
それは、人が情熱をもっていのちを守りぬくためです。この崇
高な召命に応えるためには、深い回心を体験し、心を清め、新
しい視点を見つける心構えがなければなりません。「それはいの

保健医療従事者
が無視できない
本質的な
倫理的側面

深奥からの
回心への招き

---

316 教皇ヨハネ・パウロ二世回勅『いのちの福音』89 (*AAS* 87 [1995], 502)。

ちをより深い意味でとらえる人々の立場であり、いのちがまっ
たくの無償のたまものであることを理解し、いのちが自由と責
任への招きであることといのちの美しさとをわきまえる人の立
場です。現実を自分の力でつかみ取ろうとは考えず、むしろ万
物の中に創造主の御手を見いだし、すべての人格のうちに創造
主の生きたかたどりを見る（創世記 1:27、詩編 8:6 を参照）人
の立場です。このような立場にある人は、病人、苦しむ人、社
会から見捨てられた人、死の迫っている人に直面するときにも、
落胆することはありません。むしろ、そうした状況にあっても、
このような人は、意味を見いだすよう促されているのを感じ、
このような境遇にあればこそ、すべての人のうちに出会いと対
話と連帯への招きがあることを見抜くようになるのです。今こ
そ、わたしたちだれもがこの立場に立つべき時であり、神への
深い畏敬をもって、すべての人を尊びあがめる能力を再発見す
べき時なのです」[317]。

317　教皇ヨハネ・パウロ二世回勅『いのちの福音』83（*AAS* 87［1995］, 495）。

索引

（　）内に英語訳を示す／数字は段落番号をさす／⇒ は他項参照を意味する

か行

た行

わ行

あとがき

　今般、ローマ教皇庁バチカン出版局より上梓された『NUOVA CARTA DEGLI OPERATORI SANITARI』(医療従事者のための新しい憲章：2016年) を、カトリックの関係機関、関係者、医療従事者により、日本の医療福祉関係者の皆様方に活用していただけるよう、表現・内容を検討のうえ、表題を『生命倫理についての新しい指針　いのちと健康に奉仕するすべての人に向けて』として翻訳いたしましたのでご紹介いたします。

　カトリック教会は、常に病人への奉仕を「その使命の不可欠な部分」とみなしており、「福音の宣教と病人の援助とケア」を結びつけてきました。『医療従事者のための新しい憲章』の本文は、いのちの奉仕者としての医療従事者の使命に焦点を当て、旧憲章（1994年）の構造を維持しながら文章の改訂、および更新、さらには医学の進歩と人命への影響、医療法、社会健康問題にも言及されています。

　私ども社会医療法人 雪の聖母会 聖マリア病院は、1953年に「カトリックの愛の精神による医療活動」を基本理念として開設されました。現在、総病床数1,097床で、地域医療支援病院、地域災害拠点病院、救命救急センター、総合周産期母子医療センター、地域がん診療連携拠点病院の機能をもちつつ、グループ法人の連携・連帯による保健、医療、介護、福祉サービス、教育を地域に展開しています。また、国際緊急援助隊、JICAによる草の根技術協力事業、研修受け入れ、さらにはソウル聖母病院を中核とした韓国カトリック医療協会、バチカン（教皇庁立）バンビーノ・ジェズ小児病院（OPBG）とも教育、研究のMOU（基本合意書）を締結しています。このような状況下で、聖マリア病院70周年記念事業として今回の翻訳をおこないました。

　この指針が、混乱する国内、国外状況、また加速する医療のIT化、先進医療技術の環境の中で模索し、悩む、多くの医療従事者の心の支えになることを祈っています。

2024年3月31日

社会医療法人 雪の聖母会
理事長 トマス・アクィナス 井手義雄

NUOVA CARTA DEGLI OPERATORI SANITARI

生命倫理についての新しい指針
いのちと健康に奉仕するすべての人に向けて

2024年3月31日　初版第1刷発行

［日本語版監修］　社会医療法人 雪の聖母会 聖マリア病院
　　　　　　　　学校法人 聖マリア学院 聖マリア学院大学
［発行所］　　　株式会社インターメディカ
　　　　　　　　〒102-0072 東京都千代田区飯田橋2-14-2
　　　　　　　　TEL.03-3234-9559　　FAX.03-3239-3066
　　　　　　　　URL https://www.intermedica.co.jp
［印刷］　　　　図書印刷株式会社
［日本語版基本設計・組版］
　　　　　　　　岡野祐三

ISBN 978-4-89996-488-9
定価はカバーに表示してあります。